シリーズ ケアをひらく

安全に狂う方法

アディクションから掴みとったこと

赤坂真理

医学書院

プロローグ　魂を救うこと

人を殺しそうになったことがある
それをしないためには死ぬしかない
そう思いつめたことがある

でも本当に死にそうになったとき
命はどこまでも生きていた
けなげにかわいく
変わり果てた姿でもかわいく

過去も未来もなく
今輝いていた
ふるえていた
わたしひとり
ただ脆弱な皮膚につつまれて

ああごめんなさいわたし
わたしは死にたいというか
生きてませんでした
ごめんなさいわたし
わたしの
魂
必ず救います

〝なんで真理さんは身体を使った表現をするようになったのですか?〟

と聞かれて
うまく答えられなかった

でもこういうことが関係あるのはまちがいない

自分のためのレスキュー
きっとほんとは自作自演
必死の自作自演
死ぬかもしれない自作自演

自分のためのレスキュー
そうして助けを呼びこむこと

それがどういうかたちをとるかは
本人にもわからなく
わからないなりに必然

必然のアイコニックな姿をとって
わたしの前に現れる

わたしが

わたしを殺しそうになったのは
わたしの執着《アディクション》

しかしわたしを殺しそうになってまで
救いたいわたしがいたのだ

アディクションを考えることは

実に

複雑で
誤作動多き人類の取り扱い説明書を
手探りでつくるようなこと

わたしのすることはそういうこと

カバー写真　赤坂真理
ブックデザイン　日向麻梨子（オフィスヒューガ）

安全に狂う方法
――アディクションから掴みとったこと

目次

第五章　祝祭へ

第一章

アディクションの世界

1 依存症とアディクション

彼らの言葉

わたしにはなぜかアディクション——世の人が「依存症」として問題にするもの——が、人間の心の秘密やメカニズム、根源的な苦しみにかかわることのように思えていた。

むかしからそんなふうに思っていた。二十数年も前、実家にいながら親とも口をきかずに一人の部屋でお酒を飲んで、気持ちの緊張やいたたまれなさがそのときだけ緩まり、空気もぬるくなって、わたしはやわらいだ気持ちになれた。当時の飲酒を思い出すときはいつも、肌はぬるい空気をまとっている。翌朝二日酔いになろうが、今は気持ちがいい。それだけでよかった。

わたしは誰の助けもいらないと拒否しているようでいて、落ちてくる甘いしずくに向けて口を開け、彼らの言葉を待っていた。彼ら。まだ時間で課金されていたころのインターネットでわたしが読んでいたのはアディクト、いわゆる依存症者たちの言葉だった。いつもできたての彼らの言葉が、わたしの数少ない好物だったのだ。

彼らの言葉が、わたしが感じる、数少ないリアルなものだった。他はみな、どこかとりつくろっているように感じられたものだ。自分自身も含めて。他のところでは失敗のことは語られなかったし、心の弱さのことも恥ずかしい体験も語られなかったし、語れなかった。自分が自分を裏切ってしまうことも、そうしてお酒や薬や眠りに逃げ込んでいくことも。

外で他人と居ていたたまれなくなると――わたしは疎外感を強く感じるタチなのだが――一刻も早く家に帰って一人でお酒を飲みたいと思うことがあった。あるいは、早く家に帰って一人の部屋で泣きたい、と思うようなことが。人といてもそのことばかり考えた。人と一緒の仕事中にも考えた。帰り道にお酒を買って帰宅し、深夜にお酒が足りなくなるとふらふらコンビニに買い足しに行ったりした。

「依存症」では言い切れない感覚

わたしは生きるのにお酒を必要としていた。あるいはなんらかの神経をなだめてくれるものを。気分を大きくさせてくれるものを。お酒はおいしいと同時に、生きる方法だった。

それでも自分は依存症の人とはちがうと思っていたのは、致命的な失敗がなかったということに尽きるだろう。一般的な二日酔いや、許容範囲の遅刻欠席などで済んでいた。しかしわたしは問題や心の痛みを抱えていたのであり、それはお酒でも癒えなかった。ごくわずかな時間、なだめられるだけだった。それが醒める時間はみじめだった。

あるときから自然とあまりお酒を飲まなくなったのも、依存症とは思わなかった一因だろう。三十代半ばごろからだろうか。もともとがお酒が強いほうではなかったからかもしれない。

しかし**酒量が適度になって、何かが「治った」のかと言えば、そうではない。生き方には問題がありり続けた。**今思うと、そうとしか言いようがない。関係性がことごとく恋愛じみたり（同性とでもそうだったと思うし、もっと言えば女友達があまりいないのが問題だった）、人間関係も同じようなポイントで切れてしまっていた。同じところでフリーズするように、同じ失敗パターンを何度も繰り返していた。

こちらのほうがお酒より損害があったし、人に迷惑もかけたと思う。手の込んだ自傷のようなものも続いたし、危険なことをしてはそれをくぐり抜けて安堵する、といったこともやめられなかった。

わたしは一人のアディクトである

やめられなかったのだ、やめたくても。それが損害や痛みや危険をともなうものであっても。とすると、目に見える症状よりは、「やめたくてもやめられない」という不可解な自分の状態のほうが問題の本体ではないだろうか。その強迫性。

「依存症」とは、あくまで治療のために作り出された言葉だ。問題飲酒など、表面にあらわれた症状がよくなることをゴールとしている。しかし「症状がよくなる」とはゴールではなくて経過ではないのか。その人を「依存症」にまで押しやった力は、そのまま残っているのだから。さらに力はそのままに症状だけが見えにくくなっていくことは、ある意味で危険ではないだろうか。いきなり自殺したり他害へと爆発しかねないのだから。

発見されにくいことは危険だ。とりわけ自分自身に発見されにくいことは危険だ。依存症という言葉では何かが見えなくなる。わたしは何かが見えないままに、そして見えにくいからこそ、危険な状態を長く続けた。

わたしは今、依存症ではなく「アディクション」と言ってみたい。単なる言い換えではない。アディクションとは、自分が何かに強迫的にとらわれている状態すべてだ。コントロール不能のまま何かにとらわれていること、その不可解さも含めた全部の状態だ。問題飲酒など、それがどんな症状であったとしても、その症状を出してしまう大もと、と言ってもいいかもしれない。

わたしは一人のアディクト（アディクション当事者）である。
そう認める。
アディクションに対し、コンロトールを持てない。
そう認める。
認めたうえで、そのコントロールの持てなさまでを、できる限り語ってみたいのだ。

コントロールの効かない運命的な出会い

「依存症」というのは、日本語としても不思議な感じがする。「依存する」とは、主体性がない、それなしではいられない弱い人、のようなネガティブな意味合いの言葉であるにもかかわらず、それ自身ははっきり能動的な言葉だ。「わたしは○○に依存している」は、酒であれなんであれ、わたしの「選択」ということになる。ここに「自己責任論」も出てくる。

けれど依存症の実相が能動的なことだとはとうてい思えないのだ。依存しようとして、しているわけではないからだ。

むしろ英語でbe addicted to～と受け身で表現されるほうが、アディクションの実態にはまだ近い。当事者によっては、酒やコカインやギャンブルや恋愛対象から寄ってこられるようにさえ感じられているのではないか。自分が避けようとしても、あちらのほうからやってくるのだ。受け身であるほうが、「主体性を発揮しようもなく、そこから離れられない」という実態に近い。

もしかして、それは受け身ですらないかもしれない。実際のところ、それは能動と受動の中間にあるのではないだろうか。求める気持ちもあるが、対象のほうが自分にやってくる感じがあり……だとするとそこにあるのは一種の出会いだ。運命的な出会いだ。あまたのモノやコトに触れる中で、なぜだか〝それ〟とだけ一対一の強い関係が生じる。**〝それ〟とわたしとの恋愛関係だ。**自分の気持ちだけでもなく、対象の魅力だけでもない。引き合う引力そのもののような中で、第三の状態が生じる。アディクション。そこには自分のコントロールは効かない。

アディクションとは、主体性を発揮したくてもできない状態のことだ。

自分というものの力を信じ、自分をコントロールすることがよしとされる現代西欧型社会で、これは脅威だ。アディクションが排除され差別されなくてはならないと社会が考える理由はここにある。なかでもイメージとして反社会的なものは、刑法の罰が与えられる。コカインよりアルコールで心身が壊れた人や周囲を壊した人のほうがずっと人数が多いにもかかわらず、アルコール所持は罪がなくコカイン所持は厳罰である。

これはイメージに課せられた罰であり、それを見るとその社会が何を差別したいのかが見えてくる。アメリカでは、アディクションに課せられる罪はマジョリティの世界に根強く残る人種差別が合理化されたものだと、『依存症と人類』（みすず書房）の著者で自ら強度のアディクションに苦しんだアメリカの精神科医カール・エリック・フィッシャーは言っている。有色人種や低所得層がアクセスする薬物は罪が重く、白人富裕層がアクセスする薬物は罪が軽い、など。それが日本では多分に、イメージ的な差別になっている。大麻所持への厳罰化も「はずれたイメージの人」を社会が許さないのである。それ以外に理由が見つけられない。

やってきて吸い寄せられる

I am addicted to alcohol.

これは英語の典型的な文章であるが、これを「わたしはアルコール（お酒）に依存している」と訳すことは、わたしにはできない。自分に好みはたくさんあるはずだが、ある好みにおいてだけコントロールが効かないということなのだ。〝それ〟のことばかり考え、何を対価に差し出してもそれを欲しいと思ってしまうこと。〝それ〟に吸い寄せられるようになってしまうこと。お酒でも、薬物でも、恋愛でも、特定の人物でも、宗教教義でも、教祖でも、特定のホストやアイドルやYouTuberなどの推しでも。

be addicted に似た意味合いの英語は、I（わたし）から見るなら、すべて受け身だ。

be obsessed（取り憑かれる）

be possessed（乗っ取られる。直訳では「所有される」）

言葉の遊びをしているわけではない。大事なことなのだ。言葉は人の意識をつくり、その集まりが、集合意識をつくる。その意識にのっとって治療法というものも発想される。だとしたら、言葉をきちんと理解しなければ、本質から外れた治療法が主流となっていくこともありうるのだ。本質から外れた対応をすれば、いつまでも本質はその人の中で放置される。

依存症は、それを認めたときに初めて快方に向かうと言われる。だとするなら、自分の納得できる言葉で自分を提示したいではないか。

当事者の実感がにじんだ言葉＝「固着」

「生活に支障をきたしてもなお、あるものから離れられないこと」。これをなんと言うか。説明しようとしたら、この文章のように和漢混淆の文で言うしかない。そうすることを日本語のオフィシャルな用語はひどく嫌う。和語というのは、漢語の補足説明のような位置付けになる。これは日本語の長い歴史においてできた言語特性であり、そうである以上、日本人の意識特性をどこかで縛っているメンタリティだろう。

たしかに、誰もが共通に運用できるには統一された簡潔な言葉であることが望ましいが、当事者がそれに合わせさせられるとしたら、本末転倒ではないか。当事者には当事者の実感があり、本来はそれが聞かれてから、それに合わせて治療法というものが発想されるべきだ。けれど実際は治療法や治療者に、当事者のほうが話を寄せていくという事態が起こりやすい。

さて、述べたように日本語は、オフィシャルな用語は漢語にしなければ気が済まない文化だ。だったら、と考えてみる。もっと端的な漢語を探してみようではないか。

とても歴史の古い言葉が頭に浮かんだ。「**執着**」。これは「依存症」よりはるかにアディクションの本質に近いし、ブッダはすでにすべての苦しみの元のことを執着だと言った。だとしたらアディクションの苦しみとは、人類の歴史と同じくらいに長い。人間の苦しみはすべて多かれ少なかれアディクション、と言うことができる。

さらに考えてみる。対象から離れられないという意味に強調を置くと、わたしとしてはこう言ってみたくなる。

「固着」。

この本では、依存症や嗜癖という言葉に替えて、基本的に「アディクション」「固着」を使っていきたい。

それは最初に傷を覆う方法だった

何かに固着すること。こだわらずにいられず、そのことが頭から離れず、実行せずにいられない気持ちになること。しかしその実行によって、新たな苦しみが生まれてしまうこと。

考えてみれば不条理きわまりないこうした状態に、ある年齢以上の人間のほぼ全員が悩んだことがあるはずだ。これはほぼ心のメカニズムそのもののようにも思える。だからアディクションについて考えることは、人類にとっての「心の取り扱い説明書」を書くようなものだとわたしは思う。

人類の問題としてアディクションを考えてみたい。人として幸せになるために、だ。アディクションから回復するためにではない。回復は手段であって目的ではない。それに、どこに戻りたいというのだろうか。そもそも元いた世界がつらかったからアディクションが始まったのではないか。アディクションでそこから逃れたかったのではないか。

依存症の治療として、主訴だった症状が止まったことを達成だとみなす考え方が流布している。世間はおろか治療者も支援者もそう考えているふしがある。そのうえで「回復」が最もよいこととされている。「回復」とは、症状が止まるのみならず、社会の有用な一員となり、後続アディクトたちの手本となることであるという。ハードルが高すぎないか？

社会に望まれる回復とは「再適応」に他ならない。型が決まっている。むろんそれが当人にとっての最終目標であったならば、わたしとて異論はない。しかし、苦しかったところにまた帰りたいだろうか。本当に欲しかったものは、「幸せ」ではなかったか。そもそも幸せになりたかったからこそ、アディクションをしたはずだ。そう、幸せになりたくて始めたことだ。それがどんなにダメージがある方法だったにしても。

お酒を飲む人は、緊張をやわらげたくて飲んだ。すると緊張はやわらいで、幸せだったはずだ。その幸せが忘れられなかったからこそ、その方法に固着した。その方法しか知らなかった。その方法しか効かないと思い込んだ。その方法自体、ダメージの大きいものだったということは、始めたときには知らなかった。あるいは頭では知っていたとしても、今ここにある苦しみから逃れることで精一杯だった。切羽詰まっていた。

それだけの苦しみがあったということだ。本当はその苦しみ自体を取り扱えればいちばんよかったかもしれない。けれどそんな方法はわからなかったし、苦しみに直面すること自体が怖かったのだ。

かくて、それを覆う方法を見つけた。一般的にアディクション（≒依存症）とみなされているものは「最初に傷を覆う方法」のことである。これをやめたときに、自殺してしまう人も少なからずいる。

緩衝帯《クッション》が逆に日常を圧迫してしまう状態

いわゆる依存症という病が、最初からあるわけではない感じがしていた。症状そのものが一番の問題でもない気がしていた。アルコールならアルコールが、最初からその問題として、あるわけではない気がしていた。

わけがあって飲んだ。生きづらさがあって飲んだ。それが真実だろう。生きづらさを紛らわしながら、この世界でやっていくために飲んだ。この世界とのあいだにアルコールでクッションをつくりながら、世界と折り合おうとした。つらくても、そうまでしてがんばった。

こういう意味で、アディクトには真面目な人たちが多い。よく信じられているような「だらしない人たち」ではなく、むしろ人一倍真面目くらいの人が多い。なにしろアルコールや合法違法の薬物を大量に使ってまで、この世界に適応しようとしていたのだから。

アディクションとは、それがどういうものであったとしても、当人が最初の生きづらさを緩和しようとして発見した「セルフ緩和ケア」であると思う。いちばん手に入りやすいもので、いちばん合うものを選択する。繰り返すが、そうやってこの世界の諸事に対応しようと一生懸命な彼らは、真面目な人たちである。

世界と折り合うために、セルフ緩和ケアによって「クッション」あるいは「緩衝帯」をつくる。アディクションとは、クッションが日常を圧迫し過ぎた状態、あるいはクッションが日常を凌駕してしまった状態をいうのだと思う。そして、それだけつらかったということに他ならないと思う。

ある当事者の話を思い出す。

2 なりたいものにすぐなれる

洋次郎の話・1

小学校のころから、生きた虫を食べるとか友達のおしっこを飲むとか、変なことをやってみせて、キッショ！　とか言われていた。でも集団の中には、そういう席が設定されている。それでその集団のケツにはいられる。

中学生でシンナーを吸ったらワープしたみたいだった。気がついたら河川敷にいたりとか。不良になってからは好んで吸った。夜遊びしてなんもないとさみしくてあかん。シンナーがお供に欲しいーと。お供やったな。

一人で想像して、それが実際の世界に在るような。枯れ木に花咲けと思うと咲いたり。想像したものをこの世に描ける。ラリってるときの心地よさ。シラフの世界はつまんなそうで、自分はこんな楽しいことやってんでー、と。

目的は二つ。

シラフだったら気をつかってビクビク生きてるのに、椅子蹴っ飛ばしたりできる。「していいんちゃう?」と思うとやれて、それを自分だと思い込めた。向こうみずになんでもできるやつ。先輩にだっていつも気をつかって生きてるのに、ラリってると逆に「大丈夫かやめとけ」と止められるほどの人物になれる。酔いがくれる効果。

人との関係で、シラフやとなんの取り柄もないからどんな接点があるかわからない。小学校から大好きな友達がいて、いつも遊んでほしかった。あるとき「おまえ、他に友達おらへんの?」と聞かれて。相手には僕を選ばないという選択ができた。僕にはその選択はできない。捨てないで。恋人みたいな感じ。「お前なんか要るかー!」が僕にはできない。捨てられたくないから友達を続けてる。でもそれをしてる惨めな自分も知ってる、小学生くらいから。

薬使ったり悪いことしてたら、周りが「教えてくれ」みたいになって一目置かれた。自分がコントロールしていける。相手主導でいつ切られるかわかれへん関係じゃなくて、自分が主体的につくってコントロールしていけて。生き抜けていけそうな気がした。

他力を使った「解離」

この本は、わたしとある人の関係があってできた。その人は、アディクション当事者による当事者のための援助機関「ダルク」を日本で立ち上げた初期の人で、大阪ダルクの代表、倉田めばという。のちに出てくるが、男性として生まれ、女性に移行しつつある人である。このめばと出会ったことでアディクション当事者とのつきあいが広がった。渡邊洋次郎はその中の一人、大阪の人である。

倉田めばは、渡邊洋次郎と同じように中学生のときのシンナーが「その世界」への入口だったという人だ。「目の前の時間を消したかった」という表現をよくしていた。それがわたしにはよくわからなかったが、洋次郎の話を聞いて初めて理解できた気がする。

ワープする。A点からB点に行くには、地球上では時間がかかる。でもA点にいる次の瞬間にB点にいたら、主観的には時間が消えている。夢みたいだ。今生きている時間はつらかったし、いたたまれなかったから、それを消して、楽な、楽しい、リラックスした、愛を感じられるところにいたかった。ほとんどの時間、彼はいたたまれなかった。別の世界に行きたかった。シンナーがその夢を叶えてくれた。

これは特殊な気持ちではなくて、むしろよくあることだ。今ここがいたたまれないときや、おどけキャラをするなどの努力も限界のとき、人によっては「解離」という方法で切り抜けるのではないだろうか。

解離。自分の意識を今ここから切り離す、心の防衛テクニック。これがある種自動的に起きるようになって、別の自分の特性が不随意に出るようになったのが解離性同一性障害、いわゆる多重人格である。人がどうやっていたたまれない場を切り抜けるかは、資質や状況や出会いによるだろう。どういう生存戦略をとるかは、その人の資質や想像力の豊かさによる。

解離とアディクションは、医学的にも心理学的にもまったく別の症状のように扱われているのかもしれないが、根本の欲求が同じに思えてならない。**アディクションには「他力（補助）を使った解離」という側面があるのかもしれない。**

今すぐ変わらなきゃ！

時間を潰す、という言葉がある。英語ではkilling timeだ。本当に時間を潰したり殺したり、ないことにすることはできない。が、アディクションや解離では、自分のほうが時間から離れられる。時間との関係をコントロールしたい欲求があり、それを起こす手段を求める。それを求めた根本の欲求こそが問題にされないと、何も終わらないどころか始まりもしない。言っておくけれど、これは誰にでもあるごく普通の、そして切実な欲求なのだ。

他の方法がわからなかっただけであり、本人としてはベストを尽くした。決して不真面目だったわけではなく、むしろあまりの真面目さから逃れるように、考えられる最大の真面目さをもって、その人はその方法を選んだ。よりよくなるために選んだ。

より大きな自分になりたかった。より強い自分にすぐなれてうれしかった。楽にすぐなれた。だからそれに頼った。固着した。最初の成功感が大きければ大きいほど、それにとらわれる。

アディクションとは、そういうことだ。しかし万事そうではないだろうか。これは現代社会が推奨している質そのものではないだろうか。だってみんなこう言うのだ、言われるのだ。変わらなくちゃと。しかもすぐに。

それで焦る。今の自分ではダメ。自分のままじゃ愛されない。変わらなければならない。しかもすぐに。結果はすぐに欲しい。待てないし、結果を長い目で見てくれる人なんてどこにもいない。わたしはすぐ評価されてしまうの。すぐ結果を出さなければいけないの。今すぐ変わらなきゃ！

洋次郎の話・2

ねえちゃんと、子犬を飼って可愛がっていたんです。その子犬が目の前で飛んだ。車に轢かれて。ねえちゃんはすぐに駆け寄って亡骸《なきがら》を抱いて、道の脇に寄せた。そんとき、「あんた悲しくないの!!」と言われた。

俺も悲しかったけど、怖かった。怖くて動かれへんかった。俺かてつらかってんけど、怖かった。

悲しみを三つくらい棚に乗せられて品定めされてた。

〈価値ある悲しみ〉

〈あんまり価値ない悲しみ〉

〈価値ない悲しみ〉

そんなふうに扱われた気がして、やっぱものすごい悔しかった。人がどうこうじゃなくて自分がそう感じたのであって、〝自分が感じることが本当なんや〟ということを本当は思いたかったんやろうけど。

たとえば暴力にあったりしたときに、〝助けてほしい〟とか、〝つらかった〟ということを言えればよかったんだけど、〝言わなかったら同意した〟みたいになるじゃないですか。その人が感じるつらさとか関係なしに、「でもそうしなかったんでしょ」と言われるのに近いのかなと思って。どう表そうと自分にとって悲しいことは悲しいのに。

けど、とった行動でその人の感情も判断されてしまう。どこへ行ってもほんまの自分を出されへん。そういうもの持ちながら生きている自分を出せなくて、そういう自分がちょっとでもバレたときに人が離れていくと思っていた。

その特性が出る必要があった

アディクションは、他力を使った解離なのではないか?

この仮説をもう少し展開してみたい。

「ここにいながらここにいない」のが解離である。今ここにいる自分から退きたい。体はここにいながら、心は別のところに退避させる。解離は「心ここにあらず」という程度のものからある。そうやって心が壊れるのを防ぐ。今いる場所の気まずさなどで気が遠くなったり、急に眠くなったりとか、誰でも一度くらいはこういう経験があるにちがいない。

そのとき、いつもの自分が退いた自分の「空白」にちがうキャラクターを出すのが、解離性同一性障害である。たとえば、ふだんはおとなしいのだが、あるきっかけで別人のような暴力的キャラクターにスイッチしたりする。その真偽や演技である可能性を疑うことより、その人にはその特性を出す必要があるにちがいない、と考えてみたい。それが建設的な議論だ。怒りなら怒りを出す必要がある。そうでないとそれが心身を壊してしまうから、解離してまでその感情を出す。

似たことを、アルコール依存症者や薬物依存症者にも聞くことがある。「怒りたいから飲む」「飲むと怒れるから飲みたい」と言う人が存在する。怒ることにカタルシスというか浄化作用がある。その人は平素から怒りを持っていて、でも抑えて暮らしているのではないか。

依存症者に会ってみると、信じられないような「いい人」であることは多い。いい人であることと、アディクションがあったり、それで別人のようになったりするのは、どちらも本当だ。もし怒るのだったら、怒りは「いい人」の日常の中にもあった。が、出さないか出せずにいた。でも出さずにはいられない必要があって、お酒を飲んでタガを外すのかもしれない。「いい人」だからこそその必要があった、と思えてならない。

怒ることが悪いとか迷惑であるとかの価値判断は、まず置いてみる。エネルギー的に考えてみるとこうだ。「その人に怒りが溜め込まれて抑えられていて、それが表出される必要があった」。

解離性同一性障害の者がそうであるように、アディクトも、自分の中のふだんは出すことができない別の自分を出す欲求、あるいは必要性がある。見ていてそう感じる。どちらもいたたまれない状況が長時間続いたり、感情のトリガーがあったりしたときに、別の自分を出す。出したその性格がたとえ暴力的だとしても、それは心が壊れないための防衛策を講じた結果だと思う。**暴発があるとしたら、ひどい抑圧があったのだ。**山は谷なしには存在しない。表出されるべきものが極端になることでしか、バランスがとれない。極端なものが出てくるとしたら、それは別の極端の補償なのではないか。

シンナーによる自己一致感

洋次郎は感情をうまく出せないことを責められ、感情を出すことがさらにむずかしくなった。この場にふさわしい感情か、その感情にふさわしい行いかをつねに点検する。それによって、よりわからなくなり、より動けなくなった。感情を持つのに資格がいるような気がした。足がすくんで駆け寄れなかったら「悲しい」と言う資格はない、というように。

シンナーが溶かして——溶剤とはよく言ったものだと思う——くれたのは、そういう凍って固まった自分だ。そのときに洋次郎は初めて自己一致感が得られて、うれしかったのではないか。楽しいときに笑える。河川敷に石や草や川や仲間と共にいて一体感を感じている。そういう自己一致感が洋次郎には救いだったのだと思う。

洋次郎のように、ショックや悲しみが大きすぎたときに何もできなかったという人が多く存在する。そのときの真実を抱きしめる時間が、そのときにとれるのが本当は一番いい。それがたとえ「何も感じられない」であったとしても。ショックにちがいないのに、悲しいにちがいないのに、断線しているようなリアリティ。断線さえもリアリティとして感じ、「まぎれもない自分の真実です」と言って、糾弾されることを恐れずに差し出せる場があればよかった。ただ現代社会はあまりに早く前に進もうとするし、物事を早く進めることがいいことだと暗に強要してくるのだ。

現実には、深すぎる悲しみやショックがあったとき、その人はよく動けない。泣けないし、そもそもよく感じることができない。こういう感情を持ってしかるべきだろうということは頭でわかっても、その感情が湧いてこないことがある。感情がキャパシティを超えているときや、あるいは感情の種類が多すぎて何を感じていいのかわからないようなときに、である。これもまた一種の解離で自分を守っているのかはわからないが、そういうことがよくある。それを本人の理性が、「自分は冷たい人間ではないか」などと疑い、責めることもまたよくある。

大きな悲しみやショックがあったとき、悲しみとともに怒りがあったケースも多い。怒りは、悲しみ以上に抑圧されてしまう。抑圧してふだんは忘れたように生きている。しかしその下に溜められたエネルギーは何かのきっかけで爆発する。それは暴発と言っていい。

感情は、気持ちというよりエネルギーだ。自分のことながら災害に遭遇するのと近い。自分にとっても事故のようで、自分であっても自分を止められない。自分の感情に呑みこまれてしまう。自分の感情の奴隷になってしまう。多くの犯罪もこうやって起きる気がする。

洋次郎の話・3

ＡＡに初めて行ったとき、安心したんです。何を言っても大丈夫なんだと。それまでは、言ったら通報されんちゃうかとか、びくびくしていた。結果的にいい自分しか言えず、ストレスが溜まってた。

ＡＡは、たとえ違法薬物を再使用したい気持ちを告白しても、そのまま受け取ってくれる世界。目の前にコップさんがあって、そのコップさんに言葉を入れて差し出す、そんな世界。

「弱さ」で世界とつながる人

渡邊洋次郎は現在、回復することを語る精力的なスピーカーであり、著者である。『下手くそやけどなんとか生きてるねん。』『弱さでつながり社会を変える』（ともに現代書館）などの著書がある。と同時に、アディクトの属性によって世界に開かれることを志向する人であり、それを喜ぶ人でもある。

渡邊洋次郎は、年に二回は北米のアルコホーリクス・アノニマス（ＡＡ）の大きな集まりに出かける。これは趣味ともいえるし、もはや新たなアディクションとさえいえるほどに彼が好きなことだ。戻るとすぐに「アメリカに帰りたい」と言うほどに、彼はアメリカのＡＡの雰囲気が好きらしい。

これを見ると感心するところがある。技能ではなく存在そのものとして一人の人間が外国に行き、その先で心を開ける仲間をたくさん持てるようなことは、一般社会ではまれだ。けれど「アディクト」という変数を入れたとき、つまり**自分の弱さを開示したときに、世界中の人と弱さによって結びつくことができる**。ネットワークを持てるのだ。これは強さの世界、パワーゲームの世界にはないことだ。

裏を返すと「マジョリティ」の生き方とは、単にある文化の文脈に適応・特化しているというだけのことだ。それだけのことであって、何もしがみつくほどの価値はない。ツブシがきかないともいえる。今の渡邊洋次郎を見ていると、「アディクトの園」に暮らしているのかとでも言いたくなるような、グローバルで和気あいあいとした雰囲気を感じる。

生きる「手段」としてのアディクション

日本トラウマ・サバイバーズ・ユニオンのホームページでは、「アディクション」を次のように説明している。

もともとアディクション（addiction）という英語は、薬物依存や物質乱用を示した言葉ではなく、ラテン語のaddicere（割り当てる、ゆだねる）の過去分詞addictusを語源としており、

「ゆだねられた」→「担わされた」→「取り憑かれて離れない」と意味がうつりかわり、「取り憑かれたもの（obsession）」と重なるようになったものだと言われています。

そのためアディクションの本質を考えるには、アルコールを含む化学物質の常用からはいったん切り離して考えなくてはなりません。

アディクションは昔から人間の生活の中に日常的に見られ、精神医学では従来これにズフト（独Sucht）、マニー（仏manie）、マニア／メニア（英mania）など多くの呼び方を与えてきました。


賛同できる。アルコールや薬物などの常用それ自体は、アディクションの本質ではない。それは生きるために使った「手段」である。

これが日本トラウマ・サバイバーズ・ユニオンのアディクションに対する説明であることは注目に値する。トラウマ（傷）を持ちながら生き延びる人（サバイバー）が用いる手段の一つとして、アディクションがある。生きづらさへの手段として、アディクションがあるのだ。それは生き延びるためのライフスキルである。

たとえば「自傷」は、理解されにくいアディクション（癖）だが、心の痛みに対して、身体に痛みを与えることでストレスを軽減しようとする。それが効く。あっという間に手放せないスキルとなる。ただし、始めたときの痛み（刺激）では効かなくなっていくことは、酒とも薬物とも買い物ともギャンブルとも同じである。

また、危険な場に自分を置いて切り抜けて安堵して生の実感を感じることなども、自傷の一種であるアディクションだろう。摂食障害も、作用もしくは動機としては自傷だとわたしはとらえている。本当の動機は痩せたいことではなく、自分のボディイメージが許せなくて、それを罰し、コントロール下に置くことでかろうじて自分を許すことだと思う。

繰り返すが、これらは痛みを抱えて生き延びるための「手段」なのであり、これが止まればいいというものではない。**症状を止めたとき、自殺したり絶望したり、ひどい自傷をしたりする人が少なからずいる。**これは病として治療を受けているといないに関係しない。より一般的なレベルでも、自殺、絶望、自傷などは、「生きづらさを生きる」手段としてのアディクションをやめた結果として起こりうる。

回復に殺される

「回復」という言葉もまた危うさを含んでいる。

「回復者」の語りはパターン化されやすくなる。**パターン化された話し方とは、before→afterで語るものだ。**「わたしは以前は薬のことばかりを考え、薬に振り回され周囲にも迷惑をかける毎日でしたが、今では薬なしでやっていて、仕事もちゃんとできています」など。世間で立派だとされる「回復」がこういうものである。

しかしここにいくつかの問題がある。まず先にも述べたように、「症状の一つ」がやんだことが、アディクションへ向かわせたエネルギーが昇華されたことを意味しないということ。膨大なエネルギーはそのままだと、一つの出方を止めたとしても別の出方をする。そのことが語れなくなってしまう。

ある当事者は「一見問題がなさそうなこの語りそのものに問題がある」と言う。この語りをすると、いつも過去との比較でしか現在を語れない。その人の生活すべてが薬物とのかかわりで語られるとしたら、薬物に固着すること自体は変わっていない。「今はそれがなくても大丈夫です」と語り続けることは、「それ」について意識しつづけることに他ならない。

この語り方では、今にフォーカスすることがむずかしい。今の喜びもしんどさも困りごとも、語りにくい。今はいつも比較のうえでのみよいこととなっており、その語りのパターンを「なぞる」ことに終始しがちとなる。このことを先の当事者は「回復に殺される」と表現する。たかが語りと言ってはいけない。「自分に関する物語」に自分がどれほど影響されてしまうか。それを過小評価してはいけない。

洋次郎の話・4

ドーナツの穴、必死で埋めようとした。
でもドーナツは穴が空いててドーナツなんだ。
そこに神様は入ってくるのかな。

第二章

わたしはひとりのアディクトである

1　愛と思考とアディクション

結局誰かを殺すのか！

わたしが自分の傾向を認め、これをなんとかしなければ破滅すると冗談のかけらもなしに思ったのは、このままでは人を殺すと思ったときだった。二〇一六年のことである。五十もすぎてそんなことになるとは情けないが、これは偽らざる真実なので、ここに書く。そういう感情に年も関係ないだろう。

愛のもつれ。こじれ。日ごろニュースで報道される殺人や心中事件がこれでできていて、さまざまな文学や歌の歌詞に定番中の定番として出てくるのだから、相当数こういう人がいるはずだ。だが、未遂のときにそのことを告白する人はほとんどいない。その隔絶感。

それに、似た人がたくさんいたところで当事者にとっては、たった一つの人生がそれで破滅しようとしているのだから、それは世界にたった一つの苦しみだ。その苦しみが、他者にもそういうことがあると言っても少しも減じられるものではない。切羽詰まっているときは、そういうことが心に届くこともほとんどない。

　たとえ過去に捨てたっていいと思っていた人生だったとしても、実際人を殺して人生を棒に振ったりしたくはない。服役するのはわたしである。刑務所を出たとしても心の監獄にはつながれる。また罪に問われない巧妙な殺しもあって、それをわたしはある意味もっと怖れていた。わたしは言葉で人を効果的に殺せるのをよく知っていた。いや、言葉こそが最も効果的で強い武器だ。何を言えば壊せるかくらい、長くそばにいればわかる。そのとき、わたしは愛する人を失った悲劇のヒロインのようでいて、殺したのはわたしなのだ。他ならぬわたしが彼を死に追いやった。そのことを自分はよく知っているのに、対外的にはそうでないように振る舞うだろう。そして内と外はどんどんずれて行って、自分は狂っていくだろう。

　不条理だった。愛する者を殺すとは……愛しているのに！

　死なせてしまったら、冷たくなった骸《むくろ》を前に、わたしは死ぬほど後悔するとわかっていた。そのときにこそ、他に取り得たよりよい方法は天啓のようにいくつでも浮かぶだろう。そのときには自殺するエネルギーも残っていないだろう。わたしは生きて地獄を耐えなければならない。冷たい骸に自分の体温を移して、あるいは自分で切った切り口をくっつけて、あるいは血溜まりの血を温めて、ああふたたび動いてくれと泣いて祈らずにいられないのをわかっていた。それは愛する人だったのだ。どうして殺したのだろう。殺したいなどと願ったのだろう。あるいは死なせるまでに苛《さいな》んだのだろう。ああ物体になってしまったこの人はもう、二度とあの素敵な笑顔を浮かべることはない。なんて素敵な笑顔だっただろう。そう思うだろう。

人は無関係な人を殺さない。殺すまでの気持ちを持てる対象は、愛した者だ。愛する者しか殺さない。この気持ちには覚えがあった。前に、母親に殺意を抱いたことがあった。

――ああ、まだそこから出ていないのか。わたしの人生、結局、誰かを殺すのか。

このように考えられてもなお、「殺すか、それが嫌なら自分が死ぬしかない」という固着しきった考えをどうすることもできずにわたしはいた。

この考えから、どうしても、出ることができなかった。

出口なしの地獄

アディクションとは、対象とピタッとくっついてしまうことだ。恋愛関係のように。だとしたら、最もよく起きて、最も気づきにくい、最も抜け出しにくいアディクションは「考え（思考）」ではないだろうか。

自分の考えは、まるで自分自身のように見えて離れられない。そもそこから離れるという発想が出てきにくい。特定の考えとくっついてしまうアディクションからは距離を取ることはむずかしい。出口なしだ。

「考え」はあたかも自分自身のように思えるため、たとえばある状況があって「自分はダメだ」

と考えたときに、それが事実だとしか思えず絶望する。これは誰にでも、いつでも、ごく普通に、起きている。

ちなみにだが、ＡＡの最初の本のタイトルは、当初『出口』であったという。結局は組織名どおりの『アルコホーリクス・アノニマス』となったが、別名を「ビッグブック」というこの本のタイトルが当初『出口』であったのは、アディクションの体感をとてもよく表していると思う。

今思うのは、世にアディクション症状と言われるものは、出口のなさへの「出口」と見えたものではないだろうか。お酒にしろ薬物にしろ。出口と見えたものがまた狭い回路へと入り込むことになってしまい、問題化したのが世に言う「依存症」ではないだろうか。

最もよくあり、逃れにくいアディクションが、「思考」であると思う。

考えにハマってしまうこと。これは形を持たず、なおかつ自分自身とほぼ同義に見えてしまうため、自分でも逃れるすべを見つけられない。どこへ行っても自分から逃れるすべはないのである。

いや正確には自分自身ではない。「自分に関する自分の考え」である。「自分にまつわる物語」である。しかし、物語をこそ人は捨てられないのだ。それは自分が生きてきた意味そのものに思える。捨てるも地獄だし、捨てないも地獄なのだ。

どこまで行っても自分の考えにがんじがらめになる。余裕がないときはさらにである。小さな回路で思考が高速回転の唸りをあげる。そこから逃れる方法を考える。思考は記憶を呼び、記憶はまた別のストーリーをつくり、ついには自分を追いつめていく。

母親を殺すかもと思ったときには、物理的に距離をとることによって、どうにか何も起こさずに済んだ。しかし今ならこう言える。母親と離れて会わなかったときでさえ、「母と離れていなければいけない」と考えるそのことこそが、母を殺すかもという考えから本当には離れていないことだった。会わなくても、存在を忘れたようになっていてさえ、母親との関係の強さから離れたことはない。思考の中に母親はいた。その思考がわたしの心身を縛る。そして思考は、思考自体がどこから来るのか認知できない。

身体で救われた

いっそすべての思考を止めるほうがよかった。が、思考を止めることは、本当にむずかしい。ここでわたしが助かったのには、いくつかファクターがある。決して人に諭されはしなかったこと。人を殺すのはよくないとか、誰も言わなかった。どんなひどく見える感情であれ、それそのものとして丸ごと受け取ってもらえた。これは大きかった。また人に諭されることは、そのときは効いても、後で疑ったり否定したりすることが簡単だ。言語とは、簡単な操作で前の言葉を否定できる。なにせ否定形を持つ表現形態は言語だけだ。**言葉がうまい人にこそ、言葉は効かない。**

思考を消す薬もない。薬で思考を消そうとしたら、統合失調症の急性期に用いるという強いトランキライザーしかないのではないか。それは文献や小説の中で読んだことがあるきりだけれども、思うに人間の生命力も魅力も創造性も思考力も、全部強制的に抑えるような薬ではないか。

そのとき、幸か不幸か、わたしは倒れた。

身体が心についてこなかった。

これは幸いだっただろう。自分の弱い体に感謝しなくてはならない。今となってはそう思う。起き上がれなくなった。体重の二〇パーセントが減った。過剰な精神活動は、身体をこんなにも剋《こく》してしまう。

具体的行為より「とらわれ」が問題

アディクションとは、「強度のとらわれ」である。あることについて考えることが一日の大半を占めてしまい、必要なことまでを圧迫する。しかもその状態から、努力で離れることができない。

お酒を飲む、ギャンブルをする……アディクションとしてどういう行為をするかは、問題の本質ではない。行動として何をしなくても、そのことをずっと考えているだけで日常生活は圧迫されるのであり、問題の本質はそこである。「**とらわれ**」である。そこから多くの思考や言動の誤作動が起きるようになる。

何をするかしないかによらず、特定の考えに頭を占められること。たとえば愛して憎んだ人を殺したいと思うこと。さもなければ自分が死ぬしかないと思いつめること。それで日常が立ち行かないまでになること。それでも自分で自分の心を止められないこと。そのことだけが、問題なのだ。

飲酒であっても事は同じだ。問題飲酒をするしないにかかわらず、飲むことで頭がいっぱいであったり、飲むこと以外で問題をやり過ごすことができないと思いつめていたら、それはアディクションなのだ。この「思考」に対して、飲酒や薬物摂取などの具体的な行為は、繰り返し述べるように、生きづらさへの「セルフ緩和ケア」である。飲酒や薬物摂取によって、考えから抜け出せなくてつらい状態を緩和しようとするのだから。

ネガティヴな自己評価が底にある

自分を生きづらくしている考えとは、たとえばこういうことだ。「自分には価値がない」。あたかも事実のように自分には見える、自分に対する考えだ。事実とは別だが、本人には事実のようにしか認識できない。多くのアディクトが、こういう考えからのいたたまれなさによって、アディクション行為に走っているように思えてならない。これがいわゆる物質アディクション、プロセスアディクションの正体なのではないかと思う。底には、「自分には価値がない」

などの自分に対する自分のネガティブな考え、価値判断がある。

見過ごされやすいことだが、いちばんわかりにくくてしぶといアディクションが、この「考えそのものに対するアディクション」だ。これは心理学で「考え癖」と呼ぶことも「ビリーフ」と呼ぶこともあるかもしれない。

「考え癖」があることそのものが悪いのでもない。自分に対して害がある考えが癖になっていることが破壊的なのであって、自分にとってよいことを考え癖にすれば、それはよい習慣へと自分を導くものとなるだろう。コーチングのコーチがすることは「自分にとってのよい考え癖」をつけさせることに他ならない。つまりコーチングとは、言うならば「よきアディクション」へとクライアントを導くものだ。そしてアディクションと表現できるくらいの反復強度がなければ、よい習慣も身につかない。悪い習慣を上書きするためならなおのことだ。

要するに、アディクションそのものが悪いというわけではなく、アディクションは使いようなのだ。**人類はどこかでアディクションを持った人のほうが有利になったことがあるのかもしれない。**次にそれを考えてみる。

弱き者のサバイバル・スキルが増殖する

アディクティヴな質がいつから人類にあったのかはわからない。しかし思うのは、人類はどこかでアディクティヴな質を獲得したのではないか、あるいは磨いて我が物とし、子孫にも伝えたのではないか。アディクティヴであることが生き残りや優位に立つことに対して有益となるフェイズが、どこかにあったのではないか。

直立歩行によって、脳と他の臓器のあいだに文字どおりの「上下関係」ができる。脳や目は初めて、体というものを「認識」できる。脳が他の臓器と水平関係にあることをやめる。頭部は頭部のことを実在としては目にすることができない。そして頭部だけが架空性が高くなる。頭と体が離れる素地がここに生まれる。

そして、脳は「思考について思考する」ことができる。脳が思考する思考は、実体としては目に見えない。

最初は獲物を獲っておなかを満たしたかった。おなかがいっぱいになって幸せを感じたかった。安心を感じたかった。安心の中で、家族や友愛や愛情といったものを感じたかった。

そのうちに、獲物を実際に獲るより、効果的な武器を考え出すことに夢中になる人が現れ、それが部族全体に恩恵をもたらす。その人が貢献者として名誉や地位を得る。これはもとは力の強い者の栄誉であっただろう。武器によって新たな「力」が創出されたわけだ。そうして報酬を得た脳は、また新しい効果的な武器や戦略を考え出す。実際食べられる量より多くを殺せるような、あるいは食べられる分より多くを栽培生産できるような道具や戦略を考えはじめる。

これは力で劣ったものの宿命ではないだろうか。武器や道具を考え出すのも、力や技で劣った者の生き残り戦略だったのではないか。力や運動能力が優れていれば、素朴な武器でも狩りができた。力が弱かったり運動能力で劣っていれば、弱い力でも仕留められる武器が必要となる。これはある種の公平性ももたらしたのかもしれない。

言い換えれば、もともとは弱者としての人間が生きていく方策が、「アディクション的、オタク的な固着」だったのではないかと思う。

専門特化への固着と主客転倒

現代社会では、専門特化した者のほうが地位を得やすい。いや専門を持たずに現代社会で上昇や出世をするのはほとんど無理かもしれない。階段というのは全方向にあるものではない。ある「幅」の範囲でしか階段というものは存在しない。ある幅の階段を登ることを社会上昇や出世というのだ。専門の中で階段を上がる方式に現代社会はできている。いきなり全方向に上がることはできない。逆に言えば、それゆえ、出世（社会的地位や社会的評価の上昇）とは決して全人格的なものではない。

やがて専門特化しないと自分を語りにくいということが起きてくる。「〇〇（職業や所属名）の誰々です」と言わないと、仲のよい人以外に自分を語るのがむずかしくなる。単に名前を言っても自分を認識してもらえない。信用してもらえない。まして「人間です」と言って通用する人はいない。人間なのだが。

こうして何かに固着することが、生き残りとして重要、または有効になってくる。だが専門とは、いうまでもなく「その人そのもの」ではない。仮の姿であり一側面である。役割であり仮面だともいえる。

素の自分として「私です」「人間です」と言ってわかってもらえることはまずないという悲しみから、専門性への渇望が始まる。自分の一部であるものを自分そのものであると振る舞うことがうまくなればなるほど、生き残りに有利であるという状況が起きたのだろう。そしてついには、自分という全体が、一側面に合わせようとする主客転倒が起きる。

純粋形態としての恋愛アディクション

アディクションが「自分のすべてでないペルソナ（仮の姿）が自分のようになってしまう」主客転倒から起きるとしたら、生きづらさというものの一大原因はそこにあるとわたしは思う。なぜそうなったか。「**愛されたかったから**」ではないだろうか。愛されたかったから、自分を曲げた。自分を曲げてでも、愛されたかった。愛される一側面に特化するようにがんばった。

人が「愛されたい」という欲求を持たずにいることは不可能に近い。生まれ落ちてしばらく、それがなかったら生きていることさえできなかっただろう。その愛されたいという思いがそのままアディクションになったものとして、「恋愛アディクション」はアディクションの純粋な表出形のようにわたしは思う。

そして恋愛をアディクションという苦しみにまでするのはやはり「思考」である。「この人に愛されなかったら自分は無価値である」というような思考である。そして、「好き」という気持ちそのものより、「愛されなかったら自分には価値がない」というおそれに支配されているのが恋愛アディクションの状態ではないかと思う。

すべてのアディクションは対象との「恋愛」である。たとえばシンナーアディクトはシンナーと恋に落ちた。他のものとは恋に落ちていないかシンナーほどではない。だとしたら**恋愛アディクションとは、恋愛と恋愛関係になる、とても強いものだ**。そしてその感情が「憎しみ」であったとしても、ある対象にだけぴったりくっついてしまうとは、やはり恋愛的なのである。

すべてのアディクションは、たとえそれで地獄を見ることになったとしても、事の初めは幸せになろうとしたことだと先に述べた。恋愛を思ってみるならこのことはよく了解されるだろう。恋をしたら、まずは幸せを感じる。そして恋愛においては幸せな未来を夢見る。そこには苦悩がつきものだとしても。

アディクション全般がこれと似ている。人間関係のストレスからお酒を飲みはじめた人は、お酒を飲んでおおらかになったり、人間関係がうまくいく未来を夢見ている。そうするうちにお酒のうえのトラブルに見舞われる。

面白いことに、社会の不適応者とみなされやすいアディクトは、社会に適応するためにこそ、それをやってきたわけだ。お酒を飲んで人とうまくつきあいたかったり、ある種のいたたまれなさをお酒や薬で紛らわしながら、適応しようと思ってがんばる。アディクションは幸せへの手段である。誰でもこの手段を使えるし、使う。

すなわち、アディクションとは「努力の病」である。アディクションは多かれ少なかれ、自分でないものを生きることから来ていて、そこからの軋みや苦しみの出口としてあるのが、やはり各種アディクション行為なのではないか。つまり、**固着した役割がつらく、そして固着から外れようとする手段にまた固着してしまう。**

どこまでも固着の中にある。

恋愛アディクションから犯罪を見る

アディクション、特に恋愛アディクションの視点を入れてみるだけで、多くの犯罪者の心理がわかるのではないかと思うことがある。すべての深い人間関係は恋愛と似ている。すべての抜き差しならなくなる人間関係は、恋愛的である。同性間でも世代差があっても、「結びつけてしまう」のはこの恋愛的感情だ。そういう視点を持ってみると、人間のトラブルはほとんどこの人間関係アディクション状態からくるように見える。そして犯罪者とは、いつだって、ふつうの人なのだ。ふつうの人が、そうなった。

わたしは人間のトラブルの多くがアディクション行為がらみだと言っているのではない。人のトラブルのほとんどが、「心がとらわれた状態＝アディクション状態にあること」によるのではないか、と言っている。とらわれた状態にあること。ブッダならば執着、執心と言ったようなこと。

わたしは犯罪者の書いた本をよく読む。特に秋葉原事件の加藤智大《ともひろ》の本は発見が多く、よく読んでいた。加藤はインターネット掲示板の人間関係に執着した。そこである役（ペルソナ）を果たすことに執着し、そこでした約束に執着した。そこで彼を裏切ったと感じた者たちに、非を思い知らせることに執着した。

彼はリアルな人間関係でもそういうことにこだわったが、ネット環境ではそれが増幅されているように見える。そんなバーチャルなものになぜこだわるのかという問いに対して加藤は答えている。「そこにいるのは人間ですよ」と。

この点は加藤の指摘が正しい。そして実は、人間のやりとりの中で、**テキストは最も危険なものの一つである**。テキストはアディクションを呼びやすい。ネットの掲示板というとピンとこない人がいるかもしれないが、もし自分が書いた何らかの作品に他人が勝手に上書きしたりしたら、ほとんどの人は怒るだろう。加藤にあったのはそういう心の動きだ。

インターネットのテキストは、雰囲気や声のトーンなどでくるまれることのない、純度の高い「思考そのもの」である。ダイレクトに脳に届いて、脳に残り続ける。Twitter（X）や掲示板に炎上が多いのはこのためだ。気になってしようがなくなり、反応してしまう。それも即時に。そのことばかりを考えてしまう。そうして反応が反応を呼び、膨れ上がる。

炎上をよく見ていると、個人的で感情的な言い合い、罵り合いになっている。脳にダイレクトにくる刺激で、感情が暴発する。人間関係がよくこじれるのは、対面や電話などより、ＬＩＮＥやメッセンジャー、メールなどのテキストのやりとりだろう。テキストこそは逃げ場がない。純粋な思考だからである。感情が火をくべ、思考はとめどなくなる。我が身を振り返ったら、加藤を笑える人は少ないのではないか。

問題飲酒をする人がお酒のことしか考えられないように、その人（その人たち）のことしか考えられなくなる。その人への固着、愛着、その人から受けた（と感じている）拒絶、痛手、屈辱、傷。しかしここで最初と同じ命題が出てくる。恋愛と同じなのだ、この執着は。だからコントロールを失う。

私たちは愛の前に無力である。自分を失い、コントロールを失う。それは仕方がない。自分を失い、コントロールを失うのは愛の質として美しいものであると同時に、人を破壊や破滅に向かわせることともなりうる。それが純粋に愛なのか、恐れに駆動されてしがみつく愛なのかによるだろう。恐れからしがみつく愛も人間によくあるものだ。「たとえ恐れからしがみついたとしても、そこからどう幸せに生きられるか」というのがこの本を書く理由なのである。

自我存続のための病？

親鸞が弟子に言った。「往生するために千人殺してこい」と。

めっそうもないと断る弟子にこう言う。

「縁がないから殺さないのだ。縁をもよおせば何人でも殺せるのだ」

我々は「縁」というものをよいものと考えがちだが、強いかかわりという意味であり、もとは価値中立だろう。だから愛にも憎しみにもなりうる。

それにしても「縁をもよおせば何人でも殺せる」とはなんとも凄味のある表現だ。親鸞は真実をついていると思えてならない。強い感情を持ったことがある者にだけ、憎しみ、殺意を抱ける。殺人を描くサスペンス劇場の半分が愛の劇場なのは、ドラマづくりのためでなく、人の心が自然にそうだからだ。

憎むとしたら、それは一度でも深く執着したものである。その不条理、葛藤。もし殺したとしたら、愛したものを殺したということ。もし、なんの関係もなく見える人を殺したとしたら、それは「いちばん愛し憎んだ対象を避けたから」ではないかと思う。

コントロールできるなら、それは愛ではない。自分を今までとまったく同じに保ち続けられるなら愛は起きていない。愛は、それが起きるのを阻むことができず、それが起きろと無理強いすることもできない。


愛はただ起きる。起きないなら起きない。花が咲くのを無理強いすることはできないように、咲くのを阻止することもできないように。

愛の前に人は無力を知る。自分が消え去る。これはエクスタシーである一方、おそろしいことである。自我にとっては、消え去るのは危機である。だからこそ自我は思考し続ける。自我とはフィクションであり、思考でできているから、思考を止めるのは死のように自我は感じる。

こうしてみるとアディクションは、「自我がみずからの存続のために求める病」である気もする。自我は固着するものを必要とする。言い換えれば、愛するものを必要とする。アディクトが求めているのは愛である。最初から最後まで愛である。恐れに駆られているとしても、愛である。破壊ではない。コントロールできなさ。それがアディクションの根幹でもある。執着、すなわちアディクションを止められない。執着を、意志その他で止めることはできない。これは昔からわかっていた。わかっていたからこそ、ブッダは瞑想という技術を人類に手渡した。

2

あなたには、安全に狂う必要が、あります

ブッダの時代と現代

「病んだマインドがあるのではない。マインドそのものが病んでいる」

Oshoというインドの神秘家・思想家はそう言った。二〇世紀に最も影響を与えた人物として『サンデー・タイムズ』誌にも選ばれたことがある人で、本名チャンドラ・モハン・ジャインという。

「それは実体と非実体にかかる不安定な橋であり、つねに揺れ続ける」

たしかにマインドに実体はない。自分が考えることでマインドが実体のように見えるのだが、人間はそのことになかなか気づけず、思考を自分そのものだと思いやすい。

Oshoという人の功績は、ブッダやシヴァやマハヴィーラといったマスターたちが伝えた技法や智慧を、現代人に適したようにつくって手渡したことだ。マスターや覚者と言われる人は

世界に一定数いるが、瞑想体系をこれほどに現代人に向けて創り提示した人はいない。

その瞑想体系の核が、アクティブ瞑想というものだった。動と静を一つの瞑想の中に組み合わせてプログラムにしたものだ。動があって静がより際立つ。あるいは静寂に至る前に、ためこんだ狂気やうるささをすべて放出する。クレイジーに見える方法だが、知ってみると理にかなっている。遡って、ブッダがつくった瞑想法はただ一つで、ヴィパサナという。呼吸を見守る瞑想法で、現在ではアメリカ人エリートがマインドフルネスという新しい登録商標をつけて世界に紹介してお金を稼いでいるのがそれだ。

世の中に流通する瞑想メソッドは、多かれ少なかれヴィパサナである。ヴィパサナは今でもすぐれた方法ではあるのだが、それは、すでに落ち着いている人が光明を得るための方法であって、混乱した人が落ち着きを得る方法ではない。現代人には一つ大きな問題があって、それはほとんどの場合見過ごされるか、過小評価されている。

現代先進国の人間が——混乱して瞑想を救いに必要とするような人間が——ほぼ頭と思考で生きていて、デスクワークに従事し、身体を十分使わずに日常生活を生きていることだ。ブッダがヴィパサナを紹介した時代には、人々は肉体労働に従事していて、一日の終わりには肉体は疲れていた。ただ座るだけで頭は静かになった。

ところが**一日中座って頭を使っている現代先進国の人間は、いざ仕事時間が終わり座ってみたところで、たとえ蓮華座《れんげざ》をうまく組めたところで、頭はうるさいままだ**。うるさいままの頭を、うまく無視できて呼吸を見つめられたところで、そのときは静まるかもしれないが、思考はまた戻ってくる。あるいはそれを抑圧してしまう。

魑魅魍魎と丸腰対決

このとき、うるさい頭をデスクワークからいきなり一定時間静められるのは、もともと自己規律ができる人だろう。だからなのか、マインドフルネスを紹介する人たちは、スタンフォードとかハーヴァードとかの超エリートばかりだ。

そうすると本質的な変容は起こらずに、抑圧が起きる。考えや欲求を抑圧する。控えめに言って、無視する。もともと抑圧されたものに人為的な抑圧や無視がなされると、危険なことがある。マインドがうるさい人や混乱した人がヴィパサナをやると発狂することがあるとも言われている。

わたし自身も、発狂するのではないかと怖くなり、ヴィパサナの初歩一〇日間キャンプを放棄したことがある。ある出口のなさからわたしはヴィパサナをした。しかしさらなる出口のなさを感じて、本当に気が狂うのではないかと思ったのだ。ただ目を閉じたら、それは日常生活の中ではまだしも紛れている魑魅魍魎《ちみもうりょう》と、丸腰で直接対峙するようなものだからだ。

狂いそうな自分が、狂った思考と二人きり。これは怖い体験になる。イエスが砂漠で悪魔に打ち勝ったという四〇日間とはこういうものだったのではないかと思う。そしてイエスにも悪魔はおそらく外からは来ていない。彼の内側のものだったはずだ。

そのあと多くの人から、ヴィパサナをいきなりやろうとして発狂しそうになったという体験を聞いた。できなかったということ。これは現代風にいうならその人の責任でしかない。が、本当は技法が合っていない。

ある境地に至るのにいろいろなルートが用意されていないと、すべての人が入ることはできない。現代人のようにライフスタイルが多種多様になり、多くの刺激物があるとなるとさらにそうだ。ブッダの時代には夜に明るいということさえなかった。ブッダの時代の唯一最高を、現代に唯一のものとして適用することはできない。

人には大きく言っても、頭タイプ、身体タイプ、ハートタイプがある。それぞれに強みがあり弱点がある。優勢なものがありつつ、どの質もみな持っている。使っていない質もある。入りやすい入り口からしか最初は入れない。わたしに必要だったのは、身体を使う瞑想だったが、そういう方法を知らなかった。

地獄行きの列車に乗せられて

どうして愛がこうなった!? と自らと神とに叫びたくなるような地獄行きの列車に、わたしは気がつけば乗っていた。降りることができそうもなかった。重量のあるものが高速で動いて止められない。行き先は破滅だ。それは愛だったはずなのに。

相性が悪いのか？ 浮気をしたり相手を変えたりするとさらに悲惨なことになった。同じことが反転されたかたちで増幅されて起きたりするのだ。

それは**エネルギー保存の法則**だと思っている。不増不滅。般若心経の一節はエネルギー保存の法則を言っているようにしか思えないのだが、エネルギーは変容されない限りは同じことを起こしつづける。**しかし朗報だ。それがエネルギーである限りは、ちがう形に変換できる**。電気をいろいろに使えるように。電気を流して人を殺すことができる。同じ電気を、適切に変換して家を温めることもできる。電気自体は同じだ。

人が何で救われたっていい。ただ自分が救われた方法について嘘をつくことはできない。だから、具体的に固有名詞があることについては嘘をつかずにそれに効果があったと言おう。しかしそれを絶対視したり広報したいわけではない。

思えば、適応のために嘘をついてきた。多かれ少なかれ。意図的にまた消極的に。自分の核心を隠す。それは生きづらいというより、生きていない。いつか自分の生き方を問われるときがくる。そのとき、愛と関係性はやはり貴重と言わざるを得ないところがあり、そこには問題が凝縮して現れる。泥沼に見えたとしても。

一番になること

誰もが、誰もが、誰もが、「一対一でわたしだけを見てほしい」という欲求を、どこかで持っている。わたしだけが愛される世界。わたしが一番愛される世界。相手が、わたしのだけのものである世界。誰にも渡さない。渡さなくていい。渡すものか。分かち合うことさえしたくない。そんなの信じられない。できるとは思えない。

誰にも邪魔させない全能感の密室。ふたりだけの。

それは乳幼児期に強く求めながら、どの人も完全には得ることがなかった、失われた愛の楽園だ。

人であれモノであれ、何かが完全に自分のものになることはない。生まれるまで自分と一体だった母親だって、自分のものになることはなかった。が、大人になったときにそれが叶《かな》えられそうに見えるチャンスがある。性愛の関係性だ。肌を密着させるほどに他人と二人きりになることは、一つの非日常であり、なおかつありふれていて手に入りそうに思える。それが親子、特に母子の間合いによく似ていることは、忘れられているとしても事実だろう。

向かい合って、肌を密着させること。あるいは、セックスというより、関係をそこへと持ち込むこと。一対一へと。それは、わたしだけの人、わたしだけを見て愛してくれる人。セックスに限らず、いちゃいちゃするというのは、そういう間合いである。それだけで性的な快感も始まるし、満たされ感もあるし、とにかく多幸感がある。

失われた愛の楽園。記憶を超えて、理想の中にしかないから楽園だ。しかも言語にできていないころの記憶であり切望だから、欲求は際限なくなることがある。それを理想そのものにするために、相手のコントロールを始める。相手に愛されるために、苛烈な自分のコントロールを始める。

愛される自分にも理想がある。それはいつかどこかで刷り込まれたり思い込んだりした他人の価値観が内化されてしまったものなのだろうけど、他人に愛されるためなのだから、その他人の価値観を我が物にするのは理屈としては通っている。美人コンテストに出るようなものだ。美人コンテストに出るとは、他人の基準に自分を合わせることである。推測だとしても、他人の基準に合わせて、自分を削ることである。そのとき、どのくらい削っていいかのコントロールが効かなくなる人がいる。そもそも基準がわかっていない。大切なのは、「一番になること」だ。これを強く感じるのが摂食障害の人、特に拒食タイプの摂食障害の人だ。「わたしが一番」であること。鏡よ鏡よ鏡さん、と鏡に問いかける女のあの呪文めいた言葉は、「この世で一番美しいのは誰?」の中の「美しい」より「一番」に主眼があると思えてならない。

一対一の性愛の世界では(仮に多夫多妻の世界があったとしても、結合をひとつのゴールとするなら、つねにいっときに一対一である)、一番でなければ選んでもらえない。美しさはその方便である。男だったら地位や能力かもしれない。だからか、男は組織のトップの座にこだわる。一番の座は一つしかない。君が一番。あなたが一番。相手にそれを千でも万でも言ってもらわなければ気が済まないし、言ってもらったところで安心できない。

恋愛アディクションと摂食障害

振り返ると、拒食タイプの摂食障害を持つ女性が、恋愛アディクションを同時に持つ例をよく見た。拒むことと食べることは一見相反して見えるのだが、とことんコントロールしようとするということにおいて似通っている。ある美的基準において自分が一番であろうとコントロールする、相手の中で自分が一番であろうとコントロールする。

勝ち目のない自分の理想を相手に、自分が一番を取ること。これはむずかしい。そうして執着すればするほど、ありのままであることを許さない自分へのコントロール欲求が強くなる。このコントロール欲求が、外向きになると他人へのコントロールになる。

倉田めばに訊いても、恋愛アディクションと摂食障害が、一人の中に一緒にあることがよくあるという。恋愛アディクションを持つ人に、恋愛を楽しむというよりは自傷・自罰傾向があることもまた、不思議だが事実だ。そのわけが初めてわかった気がする。

拒食タイプの摂食障害は、ときに目指す身体イメージが独自すぎて美からもモテからも離れていくように見えることがある。これは「一番」であることが主眼であることの副作用ではないだろうか。「一番」痩せることが一番大事。**手段が目的を凌駕してしまう**。何のために一番になりたかったかも忘れて、一番体重をコントロールできることに没頭する。一つの考えが、日常や他の価値を圧迫してしまう。主客転倒。

程度の差はあれ、これは誰にでもある。きょうだいのあいだで親に一番愛されたいと思い競ったことも、傷も、大なり小なり多くの人にあるのではないだろうか。自分たちを守る手段を考えるうちに地球全体を滅ぼせる兵器をつくってしまうのも、基本的には同じことのように思える。

一番になれる世界から降りるのも、降りざるを得なくなるのも、また怖い。そんなことになるよりは、壊れてしまったほうがいい。

ならば生まれ直し、か

最初の愛は満たされることがなかったし、これからも満たされない。そのことは薄々でも気づいている。でもその愛なしでやっていくには、どうしたらいいのか。自分で自分を愛せるのか。自己評価も自己肯定感も、地の底より低い。

それがないのなら、これからの人生だってダメである。**自分の人生には土台がない**。この土台の上には何も建たない。すべては失われた愛を求めて、さまよう人生。何をやっても穴埋めにしか思えず、穴埋めをしているあいだに他人も時間も先へ進んでいて、取り残された気持ちになる。

もう一度生まれなければ、生きることがむずかしい。だったらどうするのか。「過去になかったことによって、未来がダメ」とする論理は、無謬である。

勝てない論理の前に打ちひしがれて絶望する。だったらどうするのか。自殺するのか。リセットボタンはあるのか。生まれ変わるしか？ でも自殺して生まれ変われるとも思えず、生まれ変わった先がいいとも限らない。

ちなみにいま「転生もの」が流行っている。転生というより今の自分が大人としてどこかにタイムスリップして送られた先は過去で、そこでは現代で自分が持っていたスキルが魔法ほどに役に立って天下無双になる……。こんな話が山のように流通しているのだが、これはもしや「今の知恵を持ったまま子どもになって育ち直し、理想の自分になる」願望のヴァリエーションではないだろうか。

わたしと同じように思った人が、転生ものの著者にも読者にも山のようにいるのだとしか思えない。現実に生まれ直し育ち直すことなしに（実際できないのだし）、それができたら最高だ。もう一度無意識に戻らず、自分は変わらないまま、自分と世界の関係性が変わるのである。それは自分を愛したい願いの強さであるようにも思う。が、実際どうするのか。

そんな局面に、技法があったのである。

安全に狂う

「あなたには、安全に狂う必要が、あります」

愛する人を殺しそうで怖くて、会いに行った女性セラピストは、わたしにそう言った。彼女は驚きもせず、わたしが言ったことをそのまま受け取った。人を殺しそうとは物騒ですねとか、感情を抑えましょうとか、感情を見つめましょうとか、感じきりましょうとか、アンガーマネジメントをしましょうとかは一切言わず、はっきりと、先の一文を、このうえない毅然さと丁寧さで、そこに置くように口にした。

安全に狂う。こう言われたときに、心底安堵したことを覚えている。狂いそうなわたしを、良いでもなく悪いでもなく、まずはただそのまま受け取ってもらえたこと。そしてそこには、なんと方法があるらしいこと。

メニューもよく知らず、ただただ直メッセージで予約をとった人だった。名前が気になったという理由で。なぜかあまりに気になるので、ええい、それならいっそ会いにいけ、と思った。考えが固着しちゃってる時期だったので、ぐるぐるすると、ぐるぐる考え続けるのだ。考え続けるよりは、無駄だったり、よしんば傷ついたりしても、会ってみた方がいいと思った。そのとき電車に乗って外に出るのは、少し勇気が要ることだったと記憶する。

行ってみると彼女はマッサージセラピストだった。自分の状態を話して、それからマッサージを受けて、カウンセリングを受けるというものだった。この順番もよかったのではないかと思う。身体に触ると実にいろいろなことがわかるからだ。口にしないことも。

二〇二三年に亡くなった精神科医の計見《けんみ》一雄に「からだに触ってください」という副題を持つ本がある。主の題は『現代精神医学批判』(平凡社)。精神医療現場で、身体と関係なく単独で精神というものがあるかのように扱われているという批判である。同意する。心は心だけでできていない。心の多くの部分は身体である。身体からのインプットでできているし、また心の状態は身体に出る。その意味では、言葉が嘘をつく局面でも身体は嘘をつかない。

心の状態を外からの様子や話だけから知ろうとしても不十分であり、ときに危険ですらあると思う。現代では内科医でさえそれが主流になってしまったし、精神科医はなおのことかもしれない。

しかし中医（漢方医）やアーユルヴェーダ医など伝承医療の医師にかかったら、心の悩みが述べられたとしても、身体を診る。脈をとり、肌に触れ、舌も見る。抑圧は血流に出るだろうし、嘘をつくときも身体のどこかに出ている。大丈夫と言いながらガチガチに固まっている人は、その緊張を言葉にできなくとも、その緊張自体が一つの表現、表出である。嘘をつくときの筋反射、縮こまる感じなどは、本人でも自覚できるだろう。

触るとわかるのは、人はたいていどこかは過度に興奮していて、どこかはあまりに無力だったりすることだ。わたしは他人をマッサージするのが好きなので、このことを本来よく知っているはずだった。特定の箇所が硬かったり冷えていたりもすること。別の場所はふにゃふにゃだったりすること。けれど、考えにとらわれすぎてこのことを忘れていたのだった。


セラピストはわたしの身体に触り、マッサージしてよくほぐしてエネルギーを通し、それからわたしの話を聞いて、こう言った。

「あなたには、安全に狂う必要が、あります」

そして、

「まずはダイナミック瞑想、二一日間」

ダイナミック瞑想？　何それ？　という状態だったにもかかわらず、はいと素直に言った。それしかなかった。人を殺さずに済むなら、代わりに自殺もしなくて済むなら、それしかやることはなかった。それが、Oshoの動的《アクティブ》瞑想と呼ばれる体系の代表的な方法、ダイナミック瞑想だった。

インストラクションはネットにあるし、瞑想をする場所で教えてもらえるとのことだった。二一日間は習慣が定着する時間だという。三の倍数で定着する。三日、三週間、三か月。ちがいをつくるには習慣づけが必要だった。述べたように、この「習慣」も一つのアディクションである。よきアディクションによって悪い習慣を打破するのである。

「まずは◯日間」がシャンプーの宣伝みたいだと思って笑った。笑うのは久しぶりだった。わたしは「**これでなんとか愛する人を殺さずに済むんだ**」と解放された思いで、なんだかヘロヘロになりながら、セッションルームから閑静な住宅地を歩いて帰った。

速く、混沌とした呼吸から

次の日から、毎朝五時に起きて中央線沿線にある瞑想センターに行った。七時からその瞑想が始まる。朝早いのは、マインドの活動が始まる前にするのがよい瞑想、とされているからだ。最初は瞑想センターに行くのがいい。教えてもらえるからという以上に、防音施設があるところがいい。ちょっと特殊な瞑想法だからだ。

知らずに見たら狂っているとしか思えないかもしれない。いや、意識的に狂ってみるのだ。腹の底にためたことを全部出してみる。泣く、喚く、叫ぶ、大笑い、地団駄を踏む……などなど。自他と設備を傷つけないという条件で、なんでもする。それを自分に許さなかったから、自分にもコントロールしがたく狂ってしまったのだ。

意識的に狂うことは浄化の行為である。本当に困るのは自分の意識が及ばないところで狂ってしまうことだ。自分の意識が及ばないところで狂うのを避けるために、意識的に狂うのだ。それはちゃんと設計された瞑想で、段階を踏み、一時間できっちり終わる。ちなみに一回八〇〇円と驚くほど安くもあった。防音設備がある場所を借りるだけでそのくらいにはなる。

最初のステージは、速く混沌とした呼吸をすることだった。人はショックを受けたとき、傷ついたとき、同じ思考に固着しているときなどに、無自覚に息を止めたり浅い呼吸をしている。あるいは、息を吸ったまま止まってしまう。だからショックなどが自分に入る。それを意識的に破る。現象とわたしは別のものであるのに、思わず同一化してしまって自分と思い込んでしまった固着状態を、呼吸を速く混沌とすることで解くのだとわたしは理解している。また、混沌により抑圧したものを出やすくする。

先の「意識的に狂う」は第二ステージである。自他や器物を壊さない限り、泣く、叫ぶ、などどんな表現も抑圧しなくてよい。抑圧しすぎたためにあなたは壊れてしまったのだから。抑圧しすぎたために狂ったのだから。

次に、突然静寂に放り込まれるステージがある。ここでは説明しない。しかしヴィパサナをやるより強烈に頭が静かになる。

なぜ最初に混沌とした呼吸があるかだけ、言っておく。人のすべては呼吸とともにあり、何かに固着してしまうとき、息をつめていることが多い。「思いつめる」とは息もつめている状態だ。また、何かに「入られてしまう」ときは、はっと息を呑んだ瞬間である。そこでフリーズしてしまう。息を吸うとき入ってしまったパンチは効くのと同じことである。

なんであれハマっているとき、人は身体を無自覚に無防備にしている。そして無自覚に、傷をもたらすものと呼吸を同調させてしまう。無自覚に息をつめ呼吸を浅くしている。ゲームにハマっているとき、瞬きもせず眼球を侵入性のある光にさらしている。呼吸と行為が同調していることで、固着が起きる。自分と対象、自分と行為が、切っても切れないものになってしまう。

それを引き離すことがまず必要である。決意や努力では、これができないことはさんざんわかった。適切な方法が必要なのだ。意図的に呼吸を混沌とさせることで、行為と意識の固着が解ける。

青より青い青空が広がっていた

終わると、なんだかパッカーンとしていた。笑っちゃうほどだった。殺すほどに思いつめてパンパンに張っていて風船のような心に、その張力がない。わたしの心に空いた広大なスペースは、青より青い青空のようだ。体力も使い果たして殺す力は残っていない。まあ、世の中、殺すより楽しいことはある。そんな当たり前のことを、当たり前に知る。そのことがどれほどうれしく、解放された気持ちだったろう。後のプランは何もないが、今は満たされている。それはプールから上がった感じに似ていた。

ヘロヘロになってご飯を食べて、眠る。また起きて「朝練」。そんなことしか考えられなかった。そのころトースターくらいの小さなコンベクションオーヴンをアマゾンのタイムセールで七〇〇〇円くらいで買った。それでチキンを焼いて食べてばかりいた。蛋白質を欲していたのだった。ご飯をちゃんともりもり食べたのも、どのくらいぶりだったのかな。今でもそのオーヴンは持っていて電子レンジより大活躍だ。

生きているということ、それそのものの体験。運動部の朝練強化月間みたいなものである。**なんか笑えてきた。デタラメに強い力がわいてきた。**それが生命力だった。それまでこの生命力は、自分を潤し養うように巡ってはいなかったのだ。

この生活は、のちに聞くことになるAAやNA（薬物アノニマス）につながった人の初期の生活とびっくりするほどよく似ていた。アルコールや薬物を考える暇もないほど仲間とのミーティングに自分を浸すのだという。

悪しきアディクションは、心で止めることはできない。別の習慣で時間を取ることでしか離れることができない。これはもう別のアディクションと言ってもいいのかもしれない。繰り返すけれど、アディクションそのものが悪なのではないのだ。

3 ひと夏の食と石牟礼道子

そこから離れられない

それは秋から冬にかけてのことだった。いま告白するとそれに先立つ夏にOD（Over Dose）、すなわち過量服薬をした。いわゆるアディクションのいちばん典型的な出方ではないかと思う。考えや感情のつらさから逃れるために薬を使ったのだ。わたしは処方薬だった。

大事な人を殺してしまうんじゃないかと思う。それでも離れられない。大事な人だから手放したくもない。なのに殺意を持っている。殺すくらいなら別れればいいのに、それもできない。そのうえ無自覚に飲んでいた薬を切ったので、離脱症状もあって、状態はとてもおかしかったのだと思われる。

自分に起こってみると、苦しみが本当によくわかるものだ。この苦しみは、一種の甘美さとともに歌によく歌われていたり、小説に描かれていたりする。

〝そこ〟から離れられないとき、この感情から解放される唯一の方法は、固着対象がなくなることではないかと思いつめる。「苦しいなら別れる」ということもおいそれとできないほどに思いつめた心は、相手が物理的に消えることによってのみ楽になるのではないかと考える。つまりは、**相手を殺すしかないのではと**。

こういう心理を扱った歌は、意外なほどにたくさん見つけられる。普通によく聴かれていて、ヒットしやすい内容だとすらいえる。すぐ思いつくだけでも二つあり、どちらもとてもヒットした歌だ。

——誰かに盗られるくらいなら　あなたを殺していいですか（天城越え）
——誰かに盗られるくらいなら　強く抱いて君を壊したい（最後の雨）

そんなに苦しければそこから去ればいい、という合理的な判断ができない。別れた後にその人が誰かと恋をしたり幸せになったりするのも嫌であり、それを考えると気が狂いそうで、それよりはいっそ、その人を殺してしまいたい。

こうした歌詞は、異常心理として描かれているのではない。人間にごく普通に起こりうる感情として描かれている。多くの人がうなずいたり涙したりして聴く。多くの人に身に覚えがある感情だからなのだろう。

とはいえ、そのことに自分がとらわれたとき、愛した人を殺したり病気にしたり死に追いやったりするまで自分を止められず、愛した人が動かない物体となってしまいその硬い身体を撫でながら「なんてことをしてしまったんだろう」と自問する自分や、そのとき初めて相手のかけがえのなさに打たれたりするのを想像するのは、どう考えても後悔が大きそうだった。

それでもわたしは関係から立ち去ることもできないのである。執着しているから。もう一つには、別れたら自分には何もないと感じているから。

相手を殺すか、自分が死ぬか

自分はまるでDVの当事者だった。DVとは、自分が身内と認定した人間に向ける攻撃性である。

不思議な話だが、加害者は被害者を絶対手放そうとしない。わたしは身をもってそれを知った。いじめっ子はいじめられっ子を離さない。これは一つの不条理なのだ。いじめなどしないほうが時間の有効活用だ。その時間で何か自分のためにいいことができるのだ。が、自分の大切な時間を使って、いじめっ子は、いじめる。自分の大事な時間を使って、パワハラ上司は、パワハラをする。何時間でも、する。よく考えれば不条理とわかるこの感情は、まさに「固着」「アディクション」のメカニズムを考えてみなければ終わらない。

わたしにわかるのは、ある対象のことしか考えられなくて一日の大半をそのために使ってしまうという状態は、加害者も苦しいということだ。加害者が悪くないと言うのではない。加害者も感情固着に苦しんでいると言っている。その状態は病的であり本人も苦しい、と言っている。そのために彼は建設的なことが何ひとつできなかったし、できずにいる。

なぜそんなことをするか。加害者とは、つねに自分は被害者であると思っている者である。自分は親や生まれや巡り合わせや環境の被害者であり、もはや希望がないと思っているから他者を攻撃する。おそらくは自分とどこか似た者を攻撃する。

よくある二択がやってくる。

相手を滅ぼすか、自分が死ぬか。

この言葉は平時に読んでもぜんぜんピンとこないだろう。今のわたしにだって、あれを体感としては思い出せない。が、切羽詰まったときは、これよりリアルな心の体験はない。それは心理と生理が総動員されてつくり出される視野狭窄の体験であり、そうなったときには他のことは考えられない。これをアディクションと呼んでもいいしオブセッションと呼んでもいいし、執着、固着と呼んでもいい。

わたしはなぜ生きられたのか

『オブセッション』(Obsession 執着、妄執)という原題を持つアメリカの小説がある。ゴダールの映画『気狂いピエロ』の原作ということになっているが、男と女がいて恋愛と犯罪がらみで破滅的であるというところだけ共通している。この小説が、アディクションのなりゆきを描いたものとして、わたしには最もよくわかるものだった。

恋と執着と、その場をとりつくろう行き当たりばったりの嘘、恥、被害がまだ小さいうちに救いを求められないこと、そういう小さなことが重なって収拾のつかない事態になる。それでもその場を立ち去れない。

そういう合理的な判断ができないような視野狭窄になっているのだ。最後には、相手を殺すしか妄執からの救われ方を知らない。男は、一体どうしてそうなったのかを現在から回想するように書いて理解しようとしているが、肝心のところではこういう言葉が出てくる。「どうしてこうなってしまったのかわからない」

わかろうとしている。でも、わからない。

これは極値だ。誰かを殺してやりたいと思う人はたくさんいても、実際に殺す人はまれだ。だから殺人者を「普通の人」ということはできない。**けれど殺人までしてしまうのもまた、いつだって普通の人なのだ。**

普通の人が、極限心理まで行ってしまう別の普通の人のことを考えられるように、歌や、演劇、文学、芸能といったものがあるのかもしれない。歌や文学や芸能は、社会に対してそういう機能を果たしてきたところがある。極限に行った他者を追体験することで、その他の大勢には歯止めがかかる。

ともかくわたしも切羽詰まった二択からの出口を探していた。どっちも破滅だ。

でもわたしは生きている。苦しみから人を殺しもしなかった。

『オブセッション』の主人公とわたしは、あるところまでは一緒なのだ。そこから「出口」があったわたしは、出られたばかりか、幸せを感じるようになった。

そのちがいがどこにあったのか、それを伝えたいと思って書いている。アディクション、固着、執着は、誰にでもあることだからこそ、そこから出る方法、しかも幸せになる方法を体験したのだったら、書く必要があるのではないかとわたしは思う。

怒りは水路に流れ込む

さて、わたしはゆっくり破滅しようとしていた。手を下したら急速に破滅するはずだった。その前で必死に耐えていたのが、セラピストと瞑想に会うまでの時間だった。

死ぬのにも勇気とエネルギーがいると知った。自分に直接手を下さないで死にたいというとき、わたしなら自分を自分で病気にするだろうと思った。人はそういうことができる。説明のつかない難病になって、何年か何十年かかけて死んでいく。その自分は想像できた。あるいは極度の鬱病で。いや自分にとって鬱病と原因不明の難病のちがいは何なのか、それがわからなかった。

自分にとってこれは、身内に対する暴力だった。**自分に対する暴力とは、究極のＤＶではないか**と思えた。

安心したくて処方薬を勝手に多く飲んだ。そこには、あるきっかけがあった。関わりのある他人のある言動が親への投影を呼び、過去の怒りを思い出させ、それからわたしは切れた。切れているのはわかるのに止めることができない。蓋が開いてしまって、閉じ込めてあった怒りが噴き出した。それが臨界点に達したような感覚があった。ものすごい怒りが吹き出した。そしてそれを身近な対象に向ける。向けるというより、そこに通路があるから、怒りがそこへ向くという感じか。自分はそんな自分を、雪崩を見るように見る。止められない。

その対象に怒ることの妥当性は問題ではない。そこに水路ができているかどうかだ。身近な相手、愛している相手というのは、水路ができている関係なのだ。

多幸感と無感情

処方薬ODというのは、ちょっとやそっとで死ぬものではない。けれど身体に影響は出る。薬というのはある薬理を生み出すべくつくり出されたものなのだから当然である。

あれは七月だったと思う。薬を飲んで外へ出た。人によっては、そしてそのときの感情状況によっては、こうして自殺することもあるにちがいない。

わたしにあったのは、なぜか多幸感だった。死と生の境のようなところにいて世界を見ていた。美しかった。この場所から生きられたら、と涙を流した。誰かの自転車のスポークで始まった蟬のさなぎの羽化をずっと見ていた。蟻が遠くから巣に帰っていくのを見ていた。

時間が存在しない。永遠と一瞬は等価であって、すべては今生まれ今死ぬ。原子生成と原子崩壊を同時に見ている。今ある砂粒が巨石となりまた砂粒になる。それを見ることは神のようで、限りない慈愛を感じる。蟻が静止し、静止した石が動く。太古からあったものたちは、姿を変えて在りつづける。

わたしは変わり果てた姿で、魔法使いに見た目を変えられた姫のように、悲しみながらこの世界を見ている。呪いが解けることはないかもしれない。二度とこの世界に属せない気がする。わたしは涙を流す。でもそんなわたしを見る人はひるむ。わたしを見て、人が瞬間のけぞる。わたしはどんな姿をしているのだろう。確かめるすべもない。わたしは仮面を付けているようなものだ。でも本当のわたしを誰も見ない。外見で醜いものだと決めつけられることを、止めることも責めることもできない。でも世界は、世界は、うつくしい。

本当は、生きたいと思っていたのだな。

自分の気持ちをそのとき、客観的に見た。

わたしはその後、薬が切れたようになったとき、ひどく痩せた。それはいわゆる離脱症状だったのだと思う。しかしそれに気づかなかった。一気に落ちるように、感情の底が来た。体重の二〇パーセントを一気に失ったのはこのときだ。

感情の底というのは、本当に底だった。落ち込んでいるというのはまだ感情がある。その底には感情がなかった。なぜだか感情がわかなかった。一ミリたりと波の立たない水面のようだった。永遠に静まったような、不思議な感覚だった。

悲しい、いや悲しいはずだ、ということはわかる。でもそれがただの言葉なのだ。感情にならない。なんてひどい、と思う。でもそれもただの言葉であり、感情はピクリとも動いていない。わかない、というのが正しい。泉が涸れてるみたいに。

これではもう書くという仕事もできないと思った。小説とは、大なり小なり感情を書くことだった。それをわたしは知らずに感情的な人間としてただ感情的なことを書いていた。わたしは何もかもなくすかもしれなかった。でも、どうしようと思うそれもまた、感情にならない。

沖のうつくしか潮で炊いた米の飯

その夏、たった一つだけ仕事を持っていた。ある小説の解説を書くというものである。分厚い本だった。

『苦海浄土』。石牟礼道子。

しかし感情がわかないわたしに小説の解説など書けないと思って、早めに断ろうとした。こんな分厚い本を読めるとも思えなかったし、この著者を好きな人はたくさんいるから、どうかそういう人たちに書いてもらってくださいと言った。そうしたら出版社は、あなたがいいと言い、待ちますと言った。待つって何を？ 回復する保証はない。でも辞退は受理されなかった。

多幸感の後に感情さえなくなるのは、離脱症状というものだったかはわからない。結局その件でわたしが病院に行くことはなく、真相はわからない。わたしは自宅のベッドで寝ていた。来る日も来る日も目が覚めるのが嫌だった。それでも少しずつ少しずつ体調も体重も戻ってきて、わたしはベッドに座って、本を読んだ。

それは、水俣病について書かれた本だと言われていた。重く悲惨なことがたくさん書かれているとも聞いていた。告発の書であるようにも聞いていた。薬害の話でもあるから、薬漬けだったわたしにはわかる気がした。わたしはこの本に結局、先入観以外のものを持っていなかったと気づいた。それはみんな他人の考えだった。

不思議な本だった。

小説は時間が直線的に流れるものだと思っていた。たまに時間軸をバラしたものもあるが、それもまた時間の流れというものを過去から現在、未来ととらえないと成り立たないものが多い。その本は全然ちがった。どのページを開けても、始源からの風が光とともに吹いてくる。

九州の西の八代海や不知火海と呼ばれる深い内海の、ゆえに凪《なぎ》に関する言葉がたくさんある海の、そんな土地の話だった。ベタ凪は無論のこと、油凪、鏡凪、光凪。土地の古老がこんなことを言う。彼の息子は急性の水俣病患者、孫は先天性の水俣病患者で、その子を置いて母親は出ていってしまい、祖父が孫を膝に入れて育てている。孫をあやしながら語る。あやしながらといっても赤子ではない。けれど赤子同然の機能しか持たない。


沖のうつくしか潮で炊いた米の飯の、どげんうまかもんか、あねさんあんた食うたことのあるかな。そりゃ、うもうござすばい、ほんのり色のついて。かすかな潮の風味のして

（『苦海浄土 全三部』藤原書店、一六九頁）

生まれてきて、こんなに食べたいと思ったごはんは他にない。

それは不知火海が汚される前の話だ。この「清か水」が、日本窒素肥料（現チッソ）が海に垂れ流した廃液に含まれる有機水銀によって毒されて、水俣病という、それまでになかった病気が生まれた。国策企業であることで原因がなかなか特定されなかった。わかってもまだ操業が止まらなかった。

でもわたしが毎日毎日本を開け、ページを繰って体験するのは、あの光凪、漁師の舟を運ぶ風。わたしのベランダの外には光凪の海が広がっている気がした。太古の昔から今もあるもの。これはなんなのだろうと思った。この本にあるものは。

本の中の食べ物に、こんなにリアルに憧れたことは初めてだった。

わたしは少しずつ、食べられるようになっていった。

文学や芸術は、精神の糧だと言われる。それはわかるが信じてはいなかった。文学が、本当に人の命を養うなどということがあるとは、そのときまで思っていなかった。それは精神を超えて魂の糧だった。

文学に本当にこんなことができるとは思っていなかった。

熊本へ、水俣へ

「文学」「言葉」「アート」というものが最初からお金にできるものだったことは、わたしの幸運な点であり、弱い点だった。額の多寡はともかく、最初から経済活動と結びついていた。それはどちらかと言えば承認欲求と結びつき、喜びよりは、欠乏感からのことで、書くことはいつもひりひりした感覚をわたしにもたらした。つねに焦りや不足感があり、たとえ評価されようが自己価値の低さは変わらなかった。それによって本当に満たされることがない気がしていた。文学を純粋に好きだった時期がわたしにはないし、文学仲間もいなかった。

石牟礼道子に実際に会ったのは二〇一六年の十月ごろだった。

解説を書かせてもらった『苦海浄土 全三部』の版元である藤原書店の社長、藤原良雄と、藤原とよく仕事をする人で石牟礼道子と親交も深く、彼女の新作能『不知火』を演出した劇演出家で能楽プロデューサーの笠井賢一が一緒だった。

三人で石牟礼道子を訪ね、胎児性患者で詩人である坂本直充、水俣病運動の中心人物であり続ける漁師の緒方正人に会った。石牟礼道子は熊本に、坂本直充と緒方正人は水俣にいた。

坂本直充は手足の曲がった特徴的な水俣病患者の身体を持ちながらラリーストくらいに運転がうまく、車を、その身体を拡充し補完するものとして長くつきあってきたのだろうと思わせるところがあった。本当のパラリンピアンとはこういう人のことかもしれない。

入江が入り組みすぐ山の斜面がある水俣では、海沿いのほど近いA点からB点に自動車で行くのに、斜面を使って立体の三角形のように登って降りるルートを取らなければならないことがあった。登ってから鋭い角度で降下する、そんな道。そういう道を、わたしたちを乗せて運転して、緒方正人のところへ連れて行ってくれたのは、他ならぬ坂本だった。

緒方正人も父親と本人が水俣病であり、急性症状で父を早くに失ったが、あるとき「チッソはわたしだった」と言い出し、患者の申請を取り下げた驚きの経歴を持つ人だ。チッソ的な文明世界に住む自分もチッソと同じようなものだった、文明を望んだ自分もチッソの片棒を担いでいて同罪であるというような意味である。

しかしそこへ至るには、「狂った」と自分で評する道のりがある。現代文明を象徴するテレビ（チッソは液晶画面の中間素材を供給する大手メーカーでもあった）や自動車やプラスティックの船を破壊し、自分の内側へと潜っていった。全身全霊で、自分、人類、生類、魑魅魍魎《ちみもうりょう》と向き合う。すべての命が等価であるような地点まで降りていって、丸裸の人間存在と出会うようなプロセスを経た。そのプロセスは『チッソは私であった』（河出文庫）他に記されている。

緒方は「水俣・東京展」で東京まで来るのに、水俣の伝統的な帆船の漁船である古い打瀬船《うたせぶね》である日月丸《にちげつまる》に、「魂入れ《たまいれ》」をし、水俣病で没した患者たちの位牌を乗せて、水俣から航海してきた。沿岸部で漁をするために作られた古いタイプの老朽船での長距離航海は、不可能と思われさえしたが、何かに助けられるようにできたという。その船を燃やした。船とは古来、魂の容れ物とされてきた。それは鎮魂の儀式であった。

現在は、海辺の「無番地」という住所に住む人でもあり、無番地という番地はかえって郵便が迷うことがないと笑う。抵抗の仕方やプレゼンスがいちいち表現でもあるような、そんな人だ。今も海に漁に出ている。

朗読して嗚咽する男

初めて石牟礼道子と会ったとき、彼女は老人施設の個室のベッドにいた。個室は広くて、片付いてはいるが雑然としたところがあり、入り口は廊下のようになっている。そこに本棚と食器棚が向かい合わせにあった。本棚には盟友である渡辺京二の本があったり、郷土史の本があったり、天啓を受けたという高群逸枝の本があったりした。

旧知の笠井賢一が、また来たよという感じで、ベッドサイドに座った。笠井は石牟礼道子の手を握り、読み聞かせを始めた。

読み聞かせ……その語感からイメージできることとはずいぶんちがったが、それは読み聞かせにはちがいなかった。本人に向かって、本人が書いた作品を、読んで聞かせているのだった。作品は『西南役伝説』（講談社文芸文庫）から「六道御前《ろくどうごぜ》」。石牟礼が若いころにはまだ生きていた、西南戦争を見て体験した古老たちに取材した聞き取り文学の最高峰とも言われる作品群の中の、貧しい旅芸人「ろく」の語り文学だった。

親とも兄とも生き別れた、天涯孤独で生きてきた、年老いた浄瑠璃がたりは、毎年祇園祭りのときに里に現れ、もてなされながら名前の由来を問われて語り出す。

なんのいわれのあろうかい、親がつけてくれた名前じゃわい。わたいにゃもひとりなあ、乳《ち》きょうだいの兄者《あんじゃ》のおらいましたがな。りっぱなくぐつ人形のなあ、その兄者の名は六道童子で。その人形と乳きょうだいでありましたなれば、いもとのわたしは六道御前。（同書二三二頁）

彼女がなぜ天涯孤独か。西南戦争の混乱で、逃げるときに足の不自由な兄をおぶった母が兄もろとも橋から川に落ちて流されたのだ。そして集落の戸を叩くが、誰もいない。戦役で殺されたか逃げたかしたのだ。

子どもでもそのようなときは気の狂い申します。（同書二三七頁）

これを語って聞かせながら、笠井が嗚咽しはじめるのだった。男の人が、子どものようにしゃくりあげて泣くさまをわたしは初めて見た。立派な男の人が、真顔から数分で泣き崩れていくさまを、磨りガラスからのやわらかな光の中で見ていた。そしてこういう言葉を聞いた。

「ここには僕の芸能民としてのルーツがある」

芸能民？　芸能人ではない。いや芸能人のルーツでもあるもの。河原乞食と言われたような、貧しい、何も持たずに諸国をまわり、施しを受けながら芸を見せて生きる、そういう人々。「米もて、石もて（施しを受け、石を投げられて）生きるも一生」。かつてこの列島にいた、今もきっといる、そんな人たち。

——その人たちを思って、この人はなぜこんなに泣くの?

——この人をこんなに泣かせる芸能って、何?

芸能というものを、知ってみたいと思った。

この旅をしているあいだに、ダイナミック瞑想二一日間が同時進行していた。慣れると一人でやることもできるので、湯の児温泉という水俣きっての温泉の宿でもやっていた。

言葉がわたしのものになったとき

芸能とのつきあいがそこから始まった。東京に帰って笠井の私塾を訪ねると、役者や役者志願の人たちが『平家物語』を声に出して読んでいる。ああ諸行無常ってやつね、とわたしは思った。日本人なら知ってるあれだ。教科書に載ってるあれ。知ったつもりのあれだ。それがまったくちがった。

まずそれは演劇の戯曲ともちがった「語りもの」だった。声が最初で、字なんかない。字が読めない人にも語れて、字が読めない人にもわかる。

石牟礼道子は『苦海浄土』を、「目に一丁字《いっていじ》もない人」である古くからの漁民や百姓や、水俣病を患った人のために書いたという。「目に一丁字もない人」は、字を読めない人、の別名だが、その意味が初めて身に染みた。自分は文盲ではないが、目から見る文字だけから感情につながるのがむずかしい。字は読めるが心に届かない。そういうタイプの難読症もあると思う。文字を読めない人間がマジョリティであった時間のほうが人間の歴史では長いはずだ。『平家物語』が語られたのもそんな世界でのことであり、字を読めない人も、生き生きとした言語と物語の中にいた。そして諸行無常は、言葉に尽くせないほどの修羅があっての、諸行無常なのだった。

こんなことは、国語の授業をまじめに聞いて教科書を読めばわかるのかもしれない。けれどわたしには、その人になってみない限りわからないことがあった。

目の前で自分の息子が自分の母に無理心中させられるところを見て、後追いを図るが自分だけ助かってしまう建礼門院《けんれいもんいん》。

自分の息子ほどの年の美丈夫、平敦盛をためらいの果てに討って、首を包もうとして持ち上げた直垂《ひたたれ》の下に笛をみたときに神経の糸が切れて、後に出家してしまう熊谷直実《くまがいなおざね》。

古典はある意味展開が早い。現代文よりはるかに早い。語りものはなおのことだ。一行で刻々と状況も心の色も変わっていく。語って伝えるには、覚えやすく音の調子がよく、人の興味を逸らさないように文体をつくらなければいけなかったのだろう。これは声に出さないとわからないし、身を入れないと付いていけない速さと激変だ。

こうして熊谷直実が平敦盛の首をとるエピソード「敦盛最期」で、わたしは、文学作品を読んでこんなに泣いたことはないというほど泣いた。平家物語が、古ぼけたテキストであることをやめて、初めて胸に迫ってきた。身体でものを言ってから、初めて言葉が自分のものになり、自分の根源にあるものと言葉がつながった。

なんということだろう。**身体を差し込んでわたしのすべてで発してみるまで、言葉は本当にわたしのものではなかったのだ！**

問題をつくってまで自分を救いたい

わたしは目でしか言葉を読んでこなかった。それは頭でしか読まなかったのと同じだった。本来は身体でも紡がれた言葉の、半分以下をもって言葉のすべてだと思っていたに等しい。「頭」と「考え」をわたし全体だと思い込むのとも、どこか似ていた。

現代社会は頭でばかり考える。頭で考える人は、つねに問題を必要とする。**問題があればマインドは退屈しない**。問題に悩み、解決しようと苦闘することには、それなりの充実感があるからだ。

面白いのは、頭とマインドは、苦しみよりも退屈しないことを選ぶらしい、ということである。つまりは、退屈するよりは苦しむほうがいい。苦しみを考えることは、実に多方向からアプローチでき、際限がなくて、退屈はしない。苦しくても。アディクションの秘密の一つがここにある気がする。そして、にっちもさっちもいかなくなる。その状態から救われたいと願っているのに、その状態に耽溺する。やがて無視できなくなるまでに問題が大きくなる。

しかし問題というものは時に、自分を救おうとしてやってくるのではないか。不思議な話だがそんな気がする。問題とは強制介入の光。いや問題というのは、自分を救おうとして自分がつくり出すことさえあるのかもしれないと思う。

たとえその問題に殺されそうになっても、自分を救いたかったのではないか。自分はすでに死にかかっていたのだから、問題に殺されそうになってさえ、問題をつくって自分を救おうとするのではないか。自分は自分を救おうと、一種偶発的なアクシデントに見せて、問題をつくったのではないか。自分や他者の話から思うのはそんなことだ。

しかしここで、問題に足をすくわれて日常さえも営めなくなってしまうことがある。アディクションと日常の逆転現象はこういうことのように思える。真の問題は、頭だけで問題を考えようとすることではないだろうか。

死にたがる身体はない

身体と頭の分離がある。アディクションの症状そのものが心身の分離である。アディクションは多かれ少なかれ、頭を止められない症状だ。頭の固着、頭の欲求に引きずられる。アディクションは、肉体より精神のためにするのだと思う。精神の重荷をそれによって忘れる。苦痛がそのあいだは楽になる。それが苦痛に効くという情報が自分にインプットされる。

アディクションを引き起こすといわれる物質を摂っても、七〇パーセントの人には何の問題もないという。物質が即アディクションを引き起こすのではなくて、摂る側の渇望と合致したとき、アディクションが起こる。精神の渇望に対して効果が高いから、本人は肉体に負担をかけてでも、どこまでも摂ろうとする。プロセス依存でも同じことだ。精神が直接なだめられる方法で、アディクション以上に即効性があるものはあまりない。

本当に欲しがる身体、というものはあるのだろうか。これは「本当に死にたがる身体があるか」という問いと似ている。わたしは死にかけたことがあるが、そのとき感じたのは、どんな状況であれ身体は生きようとしかしないことだ。わたしは死んでもいいと思っていたし、希死念慮だって持つことがあったけれど、いざ死にそうになってみると、どんなにボロボロでも、身体は生き生きとしたものだ。

驚くほどに、浅ましいほどに、身体は元気だ。病気であっても。

何かの物質を本当に欲しがる身体があったとしても、それが身体だけなら、一定以上は受けつけないはずだ。アディクションというのは多かれ少なかれ、頭と身体の解離が起きている。思考だけが亢進してしまう症状なのでは、と思いもする。

アディクションとは、心が身体を引きずりまわす状態だ。思いつめるということがいかに身体を酷使するか、消耗させるか、やったことのある者ならわかると思う。

最新の研究では、アディクションによって感じる多幸感を司るとされる物質ドーパミンは、多幸感よりむしろ欠乏感と結びついているという。幸せのふりをした欠乏感ほど、次を求めさせ、やってもやっても満たされないものはないかもしれない。

愛の技術

4

原初の痛みにどう触れるか

どんなアディクションも幸せになるために始めた。シンナーでワープできたり、お酒を飲んだら大らかになって苦手な人ともコミュニケーションができた。そういうことが楽しくて、うれしくて、始めたら、ハマった。しかし手段にハマるのはなぜか。アディクションで得られた多幸感さえその場の対症療法にすぎず、そもそもそれを求めるに至った原初の痛みについては、手をつけられないからではないだろうか。

原初の痛みは、もっと深いところにある。それを見るのがあまりに痛すぎたり、それを修復できるすべがあるとは思えなくて、自暴自棄に、あるいは関係者への——もっと端的には愛した者への——復讐のようにハマっていくのかもしれない。

アディクションの大きな要因として「復讐」がある気がしてならない。自分を傷つけた人に対して「あなたが悪い」と表現すること、思い知らせること。これは、古くから「当てつけ」

として自殺や自傷の理由としてあったものと同じだろうと思う。そして「当てつけ」や「思い知らせ」「復讐」が外へ向くと、他害として犯罪になる。

愛の不在にこそ、アディクションは生まれる。それは愛の代わりに自分を慰めてくれるものでもあるのではないか。そして愛の大もとをたどると原初に愛した者、母親に辿り着くのではないか。その関係で愛が流れなかったこと。その大もとの痛みに触れるのはむずかしい。そこには技術がなくてはならない。

衝撃的な母のひとこと

本来、対立ほど多くのことを教えてくれるものはないと思う。異質だからこそ対立する。異質なものは多くの未知を含んでいる。それは新しい発見なのだ。同質なものだったら対立はしないかもしれないが、発見も少ない。

しかしわたしたちは対立を全力で避けようとする。喧嘩にならずに、嫌わずに、憎み合わずに、対立から豊かさを引き出せるすべをわたしたちは知らない。それを考えようともしない。

わたしが母とのことで、いちばん悔いに思っているのもそのことだ。創造的な対立の機会を持とうとしなかったこと。

死の三~四年前だったか、母がわたしにこう言ったことがあった。

「あなたがいちばん助けを必要としていたときに、わたしは助けてあげなかった。だからわたしも助けてもらえない」

びっくりしてしまった。何にびっくりしたかというと、母がそれを知っていた、その自覚を持っていた、ということに。

わたしはもともと、忘れられている子だと自分を思っていた。男二人の下の末っ子で、母は男の子二人に注意を取られすぎてわたしには目も手も回らなかった。女の子は男の子よりはおとなしいのであり、母はそれを幸いと思っていた。

一五歳のときに母がわたしの進学先をアメリカにしようと言い出した。中学でうまくやれなかったからだ。そういう子へのオルタナティブな学校は当時もあったが、母の代案はアメリカなのだ。嫌だと思っているのに従ったのは、従う以外に愛される方法を、その時点でわたしは知らなかったからである。母は言ったときにはすでに決めているところがあって、説得するとしたら長い時間と粘り強さが要っただろう。強迫的に進む中三の時間の中で、そういうものが持てなかった。また説得するとは言ってもわたしには代替案がなかった。

先の衝撃的な言葉をわたしに言ったとき、母はしっかりはしていたが高齢になって一人暮らしにも不安が見えてきて、何十年来の持病を持っていたりという状況だった。わたしたち家族は、父が土地家屋を抵当に入れてすぐに病死してしまって、それが本当にショックで誤作動をたくさんした。新しい家の選択もそうだった。それは遠すぎて広すぎた。そのうえ大きな買い物で修正が効かなかった。一〇パーセントの違約金を払ってでも途中で契約破棄したほうがよかったのかもしれない。そういう考えもよぎった。でもやめられないのがそういうときなのだ。

その土地が悪いというよりは、強いショックの直後に大きな決断をすることがよくない。ただ、人はよくそういうことをしてしまう。狂騒がさめてみれば、誰にとっても使いにくい家に母は一人になってしまった。

末っ子のわたしが大学四年になる歳で、兄たちは三つと四つ上だった。一人ひとり独立していくときに、なぜ皆で大きな一軒家に住もうとしたか、その選択しか考えられなかったか。現状に対応できないままに、幻想の家族像のまま認知が歪んでいたとしか言いようがない。が、認知が歪んでいるときに行ったことは責めようもない。人の世界では、多くのことがこのように起こる。

なぜそれを言えなかったのか

ただわたしにとってはそれより、一六歳でアメリカにやられたほうが大きかった。その後一〇年間、記憶があまりなかった。記憶が乏しい時期に父と生家を失ったこともあり、その影響をあまり感じなかったが、それこそが解離だったのだと今は思う。解離は、解離していることそのこともさることながら、そのあいだに多くのことを経験し損ねたことに苦しむ。そういうわけで大きなトラウマというのは、その後遺症が長く続く。

「あなたが本当に必要としているときに助けてあげなかった。だからわたしも助けてもらえない」

本当に驚きのその言葉に、わたしが返したのは、

「そんなことない」

だった。

わたしは母に不幸そうにされることに疲れていた。長年それに消耗してきた。また泣かれるのだと思うと聞く気になれなかった。

母にもそれを乗り越えてわたしに何かを伝える気概がなかった。もしかして、何かをポロリと漏らしたかもしれない。人がポロリと漏らすことには真実がある。大切なことはポロリとしか言えないのかもしれない。あの言葉もポロリと漏らしたものだったかもしれない。ポロリと漏らしたことを大事と受け取らなかったのは、わたしに意志が足りなかったからだ。

どちらかが意志を持てるとしたら、わたしだったはずだ。わたしが意志を持って、対立を超えた共通の望みを胸に抱きながら、その場にいることに耐えることもできたはずだ。それなのに、しなかった、する気になれなかったことが、わたしが思い出せるいちばんの悔いである。

責任を取れない、という感覚もあった。何かアクションを起こすことで母が倒れでもしたら責任を取れないし、そのことへの罪悪感をどう扱っていいのかもわからなかった。これら全部ひっくるめて、リスクを取って高次の統合を目指すのは、なかなかにむずかしい。**そのわたしを支える「場」を、わたしが持っていることがまず必要だったと思う。**

裁くものが一切ない場で

どうしたらよかったかということを書く。異質なものの対立にも葛藤にも、それを乗り超える技術はある。そこにあったはずの愛がふたたび流れるための技術はある。

これはアディクションの自助グループに着想を得た方法であり、瞑想の世界ではインクワイアリーと呼ばれる方法である。

自助グループにある「言いっぱなし聞きっぱなし」のルールを使う。

また、インクワイアリーとはin（内側に）query（探し求める）ということ。あくまで自分に対して真実であること。相手に忖度しないこと。しかし故意に傷つけようとはしないこと。お互いが求めている高次の目的は、「それぞれに、そして共に、幸せになる」ことであると意識していること。

まず時間を区切る。最初は一度に五分くらいがいいかもしれない。タイマーをセットする。この五分間はあなたの安全な時間である。あるいは相手のための安全な時間である。何を言いたくなっても決して口を挟まない。このサイクルを、必要と感じるだけ繰り返す。

相手の言うことを全部聞く。途中で反論したり、自分の話や意見を挟んだりしない。相槌も打たない。うなずきも、首を振ることもしない。つまり「自分の言うことも全部聞いてもらえる。相手も口を挟まない」。それがルールである。

裁くものが一切ない場で、受け取ってもらえて、相手を受け取る。このことだけでも心というのはずいぶんと安心し、滋養を得る。

やってみるとわかるのは、わたしたちは、**反射的に相手の話に割って入ったりかぶせて何かを言ったりすることで、相手の豊かさを受け取り損ねているということだ**。たとえ相手のことを助けたいという気持ちだったとしても、助けたい反射で相手の話を途中で切ってしまうことは、相手が持つ未知の豊かさを知る機会を逸することになる。

オープンダイアローグにもこういうステージがある。当事者が言うことをとにかく全部受け取るステージである。どんな判断もここではしない。これは単なる状況ヒアリングではなく、ただ「すべて聞く」ということだけであると思う。どんな操作も反射もなく、ただ聞く。ただ聞かれる、受け取られるということを、人はどれだけ必要としているだろう。

評価されることは、それがたとえ「いい評価」であったとしても、評価されること自体にわたしたちは疲れる。評価がよかったらよかったで、またそれを求めてしまって疲れる。自助グループの言いっぱなし聞きっぱなしは、そのような意味で心に負担が少なく、心が滋養を得る。どんな自分も聞いてもらえる、丸のまま受け取ってもらえるということ。

これまで知らなかった相手の全貌を知ると、はっとする。今まですぐに反応してしまって受け取ることのできなかった部分までが、そこにはあるのだ。それが自分にもじわじわと変容をもたらす。

椅子や靴を使ってみる

ヴァリエーションがある。これはロールプレイ的である。

―1―相手の椅子に座って話してみる。

五分なら五分と時間を区切って、ルールは同じ。話すだけ、または聞くだけ。椅子とは象徴的に「立場」を示す。社長の椅子、などという言葉は、実際に社長が座る椅子という家具を指すのではなく、社長の立場、ということだ。

相手の立場に立ってみる。「その人として」自分から出てくることを信頼する。自分として話すとき、相手として話すとき、どちらも自分から出てくることに正直であることを心がける。相手を非難したりするためにわざわざ時間をとっているのではないことを覚えておく。あくまで自分が思っていることを伝える。そのときに自分が表象している自分として。

これは太古の俳優《わざおぎ》がしていたことと同じだろう。その役を呼び寄せて話していたのだ。

―2―相手の靴を履いて話してみる。

語圏によっては「相手の立場に立つ」ことを「その人の靴を履いて立つ」(stand in his/her shoes) と言う。身体性や体感がよりはっきり感じられる方法だろう。ルールは同じ。服でも同じことができるだろう。

話すセッションが終わったら、目を閉じて静かに座る時間をとる。動いたエネルギーには統合の時間とスペースが必要なためだ。

母は父に怒っていた

愛の技術を、母の存命中に知っていたら、と思う。

存命中とは、味わい深い言葉だと思う。命がある時間。身体がある時間。身体と意識を一緒に使える時間。

人はほとんどいつも本音を押し隠す。存命の多くの時間で本音を押し隠す。本音は何層ものつまらない話や愚痴や文句などに隠れて、ひっそりと、知られるときを待っている。けれど本音がひとりでに出てくることはまずない。安全ではないと思って隠したり、愛されないと思って隠したり。もともとは自分を守るために隠したのだろうが、自分の本音を知るために、相手の本音を知るために、特別な時間を与えないといけない。もとは、愛だったのだ。

わたしは母の、一人の人間としての正当な怒りを、正当に認めることがなかった。母という役割を外して、一人の人間として彼女に向かうことができなかった。母としてわたしにされたことのダメージが大きすぎるように感じていた。母としての顔を、それこそ「仮面」のように、いっときでも脇に置いて考えられたらと今思う。このことも悔いに思う。

母は、父（夫）が家族に相談もなく土地家屋を抵当に入れ、事業に失敗して、同時に病死してしまったことに怒っていた。怒って当然なのだ。身体の半分が父でできた子どもたちより、それは純粋な怒りだったのではないか。

人が死んだときに、その人に対して怒っているということを表明するのはむずかしい。まさかと思うような感情ではないか。何に反応していいのかわからず、結果、涙も出ない。悲しいはずなのに、涙も出ず、怒りもやり場がない。わたしたちはよく、誰かの死に際して怒りを感じている。自分の無力感も含め怒りを感じている。怒りを決して抑圧してはならない。誰かにぶつけるでもなく、自分から切り離すには技術がいる。

母が夫への怒りを出せたのは晩年のことであり、突然悪態をつくようなかたちで不意に出るようになった。「あのクソ野郎」であるとか、夫が最後に借りて行った母の個人預金何千万円かへの執着を、あれがあったら今何ができる、これができるなどと延々と語ったりして子どもたちをうんざりさせるのだった。

わたしは、もしそのお金がなかったら父が不渡りなど出して自殺したこともあり得たと思い、それでよかったのではないかと言ったこともあるが、それは母の気持ちではない。母はそれを三〇年も経って言うものだから、ほとんどわたしはびっくりしてしまって気圧された。

何十年も経ってから身近な人を怖がらせたりもしてしまう。今考えるとこの怒りは本当に正当なものだと思う。ただコントロールの効かないかたちで、愛する人間に、無自覚に出したりするべきものではなかった。それは愛を殺す。

エネルギーは消えない、いかに変換するか

対立があるのに、ないことにしてきた。
怒りがあるのに、ないことにしてきた。
それらはエネルギーだから残り続ける。そして溜まり続けると、不意のタイミングで、不意のきっかけによって、暴発する。物理法則のように、エネルギーには保存の法則がある。エネルギーは決して自然に消えることがない。何かに変換される。それが自分にとっても周囲にとっても不意で有害ではないように、安全な変換の方法を知ることが愛や幸せにつながる道である。

わたしたちが安全に変換された電気の恩恵を受けるように、わたしたちは怒りであれ対立であれ正しく扱うなら、そこから恩恵を受けることができる。一番の恩恵は、生命力と創造性だ。もし他人が今のわたしを見て魅力的に感じるところがあるとしたら、生命力や創造性があると感じるとしたら、それは、**かつてわたしが人を殺しそうだったパワーと、まったく同じものが変換されたからである**。わたしは改心したわけではない。人がそんなに変われるわけもないと思う。

エネルギーには本来意味はない。エネルギーに意味をつけ、方向づけをしているのは心である。

あなたの心が危険になったら――緊急避難的ないくつかの技法

抑圧した他の感情のために、愛はたやすく阻害されてしまう。愛されるために抑圧さえもした。しかしそのエネルギーが大きくなりすぎると、自分を害し、愛されたかったその人のことを恨んでしまう。

そこまでになったエネルギーは決して一人の手には負えない。自分の心というのは、実は自分の手に負えないエネルギーである。だから技法が必要なのだ。

以下、心が危険な状態になったときのために、緊急避難的な技法を書く。たしかに効果があるからやってみてほしい。またこれを入り口に、いつか瞑想を一緒にすることができたら、それは筆者として望外の喜びである。

技法1――でたらめ言葉

感情に乗っ取られそうなとき、妄想にとらわれるときなど、気持ちや妄想のエネルギーをでたらめな言葉に乗せて遠くへ放る。知っているどの言語でもない言葉にする。意味のあることは言ってはいけない。数字も意味なのでダメ。意味のあることを言うと意味に引っ張られるから。叫びでもない。あくまで言語性、思考性のぐるぐるのための技法。たとえば五分やったら五分、静かに座る。何分でも同じだけ静かに座るのがポイント。

―技法2―感じて踊る

感情や、逆に感情の麻痺は、身体に出る。身体のどこかに必ず、固まったようにある。痛みは身体のどこにある？　逆に無感覚なところは？　正解不正解はないからただ感じる。意味を追わなくていい。ある感情を感じたときにぎゅっとするようなところがあるなら、そこを凝縮して感じて、踊る。無感覚なら無感覚さを凝縮して感じ、踊る。そこを振るような感じと言ってもいい。踊ったのと同じ時間、静かに座る。

―技法3―シェイクオフ！

びっくりしたとき、嫌な思いをしたときなどに、それを払い落とす。犬が水滴を飛ばすようにシェイクして、その後、同じ時間だけ静かに座る。

第三章

なじめない人たち

1　失われた楽園

排除されるシャーマン

アディクトの中には、多数派ではないとしても、シャーマンの資質を持つ者がいると思えてならない。ＨＳＰ（Highly Sensitive Person いわゆる繊細さん）も含めて。

この社会にもはやシャーマンの居場所がなく、居場所のなさやいたたまれなさからアディクトになった者が、少なからずいるのではないかと思える。彼らはここでない世界を夢見ている。**自分の中の夢に帰る行為が、彼らにとってのアディクションともいえるかもしれない。**

それは弱いとか甘えだとかと言われて嘲笑されもするが、「もう一つの世界」は、笑うべきものではなく、ある時代までは大きな価値を置かれたものではなかったか。あるいは、自分の本当のポテンシャルを知りたいと思うこと。オルダス・ハクスリーが『知覚の扉』（平凡社）で、ペヨーテやＬＳＤを指して言ったようなこと。これらにはシャーマン性が共通する。アメリカの六〇年代のカウンター・カルチュアと連動したドラッグ・カルチュアとは、実のところネオ・シャーマニズムだと言えないでもない。

ある時代まで共同体の中にその役目を持てていたシャーマンだが、現代社会からは排除されている。彼らは、この世界があまりに物質偏重にできているのが苦しくてならない。そこに愛がないのが、苦しくてならない。物質以前のエネルギーの世界を彼らは覚えており、それと物質世界が一つだった楽園を恋しがっている。

それはたしかにあった世界だろう。が、今では神話の中にしか存在しない。それを信じたふるまいは現代社会では狂った人のそれに見えてしまう。

インドの聖者メヘル・ババは、少年のころに聖者と接触して事故のように覚醒し、その後四四年間沈黙した。彼がしたことの一つは、精神病院を訪ねて回ることだった。少なからぬ数のシャーマン気質の者が、行き先がなくて精神病院送りになっていることを彼は発見して、彼らを支援した。

石牟礼道子と出家者たち

石牟礼道子もシャーマン的な人だった。いや、シャーマンそのものだっただろう。今風に言えばＨＳＰなのは間違いなかったし、流浪の人だった。一般的なことは何もできない人だったと妹は言う。そして彼女にも居場所がなかったし、故郷は彼女を追い出した。もの狂いのように書いた。ある種、家庭も捨てていた。

一九二七年生まれ。日本の軍国化から戦争と敗戦を経て本格的高度経済成長の時代を生き、バブル崩壊も経験し……と日本の歴史を見てきた人だった。その歴史を、さらに大きな時空軸の中でとらえ直した人だった。

生前に交流したり死後に法要などに参加してみて感じたのは、彼女は出家者に近いという感触だった。真宗寺という浄土真宗の寺が彼女を庇護していたことがある。その寺へ行き、庭を歩いたりしているとき、「彼女は精神的には出家者だった」という感慨に打たれた。この世にいながらこの世を離れた目でこの世を見ている。

著書にもよく出てくる祖母が「神経殿《どん》」、神経を病んだ人と呼ばれていた。その祖母と、幼女の道子が手をつないで歩く。そのとき見た風景は、思考のない、生《き》のままの世界だったろう。神経どんはこの世界では生きづらく、石をぶつけられるような存在だが、それは神経どんがこの世界より自然のほうにずっと近いからだろう。だから病んでしまった。

その人の美しさや哀しさを見てきた幼女もまたそうだった。自然や生き物の言うことが、人間の言葉以上に聞こえ、わかる存在だったからだろう。経済成長を第一義とする時代に道子の弟は戦地から復員後に、事故か自殺か判然としないかたちで亡くなっている。道子自身も自殺未遂を幾度かしている。

アーティストに、有名無名を問わずアディクトが一定数いるのは、彼らが特権階級だからではなく、やはり彼らの質がシャーマンだからではないかと思う。すぐれたアーティストはよく、集合意識とつながるかたちで創作する。無自覚にせよ自覚的にせよ。それは共同体のシャーマンたちがしていたことだった。この人たちは現代の社会では生きにくい。

また社会には、多数派ではないが一定数、物質世界で成功するより出家をしたいと思うような者がいつづけた、とも思う。自然状態で、一定数。

日本の、特に近代から戦後の社会の大きな悲劇は、宗教が本質的な打撃を受けて機能しなくなったことだ。本来的な出家者に何の回路も与えられなくなったことだ。そしてすべての人に、頑張って働くようにという至上命令が下っていた。

しかも、戦争のような並外れた大量殺戮大量喪失があった後には、出家したいと思う者が大量に出るはずだった。日露海戦の英雄、秋山真之《さねゆき》は、日露戦争後、出家を望んだ。それが果たせなくて、息子に僧侶になるよう教育を施した。源平合戦の後、熊谷直実は出家した。大和朝廷は日本を治めた後、各地に大仏や仏像をつくっていった。それらは昔のことではなくて、人の心の普遍的な動きである。

武力で制圧した後、鎮魂する。人のすることは変わらない。それはある時代までは不合理ではなく、最も合理性の高いことだった。オウム真理教が、爛熟しすぎた高度経済成長と金融システムの裏側のように出てきたのは偶然ではないとわたしは考える。はじめから悪い意図で出てきたわけではなく、まずは物質至上主義の裏側として出てきたものだと思う。

なじめないわたしたち

アディクションとは目の前の時間を消すこと、と言ったのは倉田めばだ。

彼女はシンナーからアディクションに出会った。「スーパーよい子ロボットだった」というめばは、見かけはドロップアウトした不良少年になったのだが、その実は、その場所と時間から自分を外すすべを手に入れたのだ。シンナーはたしかに人を意識のちがう状態にいざなう。気を失うようなこともあっただろう。目の前の時間が消える。

しかしどうしてそこまでしたかったのかというと、生きていることがつらかったのだ。この世界がいたたまれなかったのだ。そしてそれを発散できる時間や機会は共同体の中に組み込まれてはおらず、あくまで個人で用意するしかなかった。シンナーは、未成年者がアクセスしやすい、強い陶酔作用を持つものだった。それと引き合ったのは、出会いであり運であり、一種の運命だったろう。

前章で述べたとおり、どうしても抜け出せなかった愛情の執着の世界から、わたしは瞑想へと導かれることになった。

意識の探求（瞑想）をして思うのは、物質世界はこの世界の半分であり、万物が「未生《みしょう》」の意識の世界が半分ある。その二つで初めて丸ごとの世界だろう、ということだ。

シャーマンやヒーラーはその未生の世界で仕事をする。そしてそこで成ったことが現実世界で顕現すると言う。彼らに言わせれば未生の世界が先である。合理的マインドが言うように、物質的現実があって死後の世界みたいなものがあったりするわけではない。両者は同時存在し、呼吸の吸う息と吐く息のように、つねに行き来している。物質に見えるものは同時にかたちをなくし、またこの瞬間に顕現する。

現代社会は物質以外の世界を切り捨ててしまった。が、物質の世界だけを見て世界と思うのは、半分の林檎を林檎まるごとと認識すること、レリーフを完全な立体と誤認するようなことだと思う。人間の意識にはその両方を見るキャパシティがある。

それを恋しがるのが、シャーマンの資質を持ち、現代社会では居場所をなくしている人なのではないか。

物質だけに価値を置く世界に、なじめる人も、うまく適応できる人も、なんとかなじんでいる人もいる。現実とはこんなものだろうと思っている人もいれば、どうがんばってもどうしてもこの現実になじめない人もいる。彼らはがんばっても周囲に追いつけず、人知れず焦りと取り残され感を抱える。がんばるのも限界だ。

でもそれは彼らが悪いわけではなく、この社会そのものが世界の半分しか大事にしておらず、したがって彼らの能力が発揮できるチャンスがないようにできているからなのかもしれない。

知覚を変える手段として

どうがんばってもこの世になじめない人の中に、「ここでないどこかに、今すぐ行きたい」と願いが生じる。石牟礼道子の水俣弁で言えば「じゃなかしゃば（ここじゃない場所）」だ。あるいは「自分でないものに今すぐなりたい」。今すぐ、どこへも行けないのなら、周囲や自分を改善する時間が待てないほど切羽詰まっているのなら、手っ取り早いのは知覚を変えることだ。世界を知覚する自分を変えることだ。

アディクションはその一手だ。今ある世界は知覚器官の制約でそう見えているにすぎず、知覚器官の制約を外したり違えてみたりすれば、世界はフレキシブルに流動的に姿を変える。それは救いだ。こういうことを求めたアディクトが一定数いると思える。

いや、「この世界はどこかが狂っている。どこかが間違っている。よりよい世界があってほしい」と思う人は多い。その中で、それでも別の生き方を探すよりは今あるものに安住できたならそのほうが無難だと考える人が多数だ。

どうしても嫌だと言う人のほうが少数派なのだろう。それでも、そういう人たちがいなかったら、世界のおおかたはいまだに絶対王政のままかもしれないし、王権はいつでも武力で奪取されて血で血を洗い、基本的人権なんてものももちろんない。

「人は生まれながらに平等である」という叫びは、圧倒的にそうでない世界からしか出てこない。そうでないからこそ勝ち取られなければならない。そうしなければ、奴隷として知らない土地に連れてこられて働かされた人たちとその末裔は未だ公民権を得てもいないだろう。アディクションにも、そういう叫びを感じることがある。それが、快楽でなく渇望と結びついているなら、なおのことだ。よりよい社会、平等な世界、愛に満ちた世界を求め、求めながらなかなか得られなくて、それが社会的には社会運動となり、個人的にはアディクションと結びつく。

個人的な楽園は、酒や薬がくれるしかなかった。あるいは、政治活動や政治セクトや理念や新宗教が。それら楽園を描くものが。楽園の直接体験が。愛への、渇望を満たしてくれると見えるものが。

ここでないどこかの光に願う。**わたしを助けて、今すぐに。**

2 祭りのような何か

脱自《エクソダス》への夢

人類はつねに「自分でないもの」や「自分を超えたもの」への憧れを持ってきた。祭りはそれを求める時空間だった。向精神性物質を用いることもあれば、それなしでも集団が一種のトランス状態、脱自我状態に入るような音楽や身体を使った踊りがあった。

それは、ふだん押し込められた「小さな私」「個」「自我」から解放されて大いなるものとの接触を持つ機会だ。こうした回路は、現代社会ではおおむね失われてしまった。共同体に支えられるかたちでこの回路が機能していることは、先進国では、まず、ない。だからこそ、個別にアディクションにハマるとも言える。

精神科医でアディクションやアダルトチルドレンの治療に家族システム論を用いた斎藤学《さとる》は、「「偽りの自分」を演じる人が増えたが、このような「嘘」と、それにともなう「生きる時間の一時停止」こそがアディクションの本質である」と述べる。

「偽りの自分」「嘘」とは、周囲や社会から受け入れられる役割として生きることだろう。「生きる時間の一時停止」とは、先述の当事者たちが口にしてきたような、「目の前の時間を消す」「ワープする」などの体感と同じではないだろうか。それを求めざるをえない背景には、祭りや年中行事などが減って、人が羽目を外したり役割から離れられる時間が持ちにくくなってきたことがあると斎藤は指摘する。

誰しもが社会的役割というペルソナ＝仮面で生きることが主体になり、それを脱いでいい機会が定期的にめぐってくることがない。いつそれを脱げるかもわからず、その窮屈さの中でかろうじて息をするが、そのうち、脱いだとて自分の本当の欲求がわからないという状態がやってくる。

不思議な交感《コミュニオン》

祭りのような「何か」が、必要なのではないだろうか？

わたしがこれを感じたのは、社会学者の松田博幸と話をしているときだった。松田博幸は依存症自助グループや感情救急の研究者であるかたわら、パフォーマンス・アートをしている。彼のパフォーマンスを見たときに、そう思ったのだ。

松田のパフォーマンスを一度見てから、忘れられなくなった。アルミフォイルに、赤いマジックマーカーで〝何か〟を書きつける。そのとき、口は〝何か〟を発している。それだけと言えばそれだけだ。言葉で書いてしまうとそれだけだ。が、そのことを何十分も何時間もできるし、立ち会うほうも立ち会っていられる、その不思議さ。

聖なることであるような、祈りであるような、子どもが初めて言葉というものをつかもうとする瞬間であるような、初めて立つときのような、いやそれよりも、人類が初めて言葉を持とうとするような、人類という種として初めて立ち上がろうとするような、そんな瞬間に立ち会っているような神々しさがある。

立ち上がっては崩れ、崩れてはグラグラ立ちつつある。そんな驚きをもって毎瞬に立ち会ってしまう。何十分続いても見ていられて、一瞬たりと同じ瞬間がなく、その瞬間に生まれてくるものに新鮮に立ち会える喜びがあった。

言葉が現れ、崩れ、崩れてはまた現れて、消え、現れる。どの一瞬も同じようでちがう。一つとして同じ波がないように、

何かを言おうとして言っているわけではない。言葉ですらないけれど、あるエネルギーを運んでいるのがわかる。瞬間はそのとき刻々と生成され、居合わせた自分も一緒に瞬間瞬間に生まれ、崩れ、生まれているような感覚を味わう。その空間にいた結果、不思議なコミュニオンが起きて、居合わせた人たちと深く友達になれたりする。

知らない言葉を言っていた

松田博幸に聞いてみた。

「あのパフォーマンスが始まったきっかけはあったのですか?」

予想もしない、面白い答えが返ってきた。関西アクセントの標準語の丁寧語をゆっくり話す人で、聞くだけでまた味があり、一種の語りもの文学のようだった。

「わたしが最初に勤めた職場は、社員にお酒を飲むのを強要するところだったんです。バブルのころだったし、そういうノリでした。わたしは知らなかったんですけど、自分にはアルコール分解酵素がなかったんですね。それを知らずに、雰囲気に負けて飲まされていました。当然気持ち悪くなるんです。それで一人の部屋に帰って……」

ここから話は意外な展開を見せる。

「気持ち悪くて寝てるんですけど」

松田博幸は飄々《ひょうひょう》とした雰囲気の、にこやかでとても静かな人だ。

「一人になって、気持ち悪くてひっくり返ってると、自分が知らない言葉を言っているんですね。それに気がつきました。外国語でもなく、まったく訳のわからない音が口から出ている。それを自分が聞いているということがありました」

わたしは聞く。

「肉体的な気持ち悪さの中で、意識は醒めて、自分が『異言』みたいなことを言っているのを聞いている。それに気づいている。そのこと自体は、どちらかと言えば、よい感覚だったんですか？」

「それ自体は快ですね」

「たとえばメキシコのシャーマンなんかに似ているようにわたしは思うんですけど。部族に伝統的に伝えられる幻覚サボテンのペヨーテを共同体の儀式の中で食って、気持ち悪くなりながら、自分を超えた何かにつながる体験。肉体は気持ち悪くて吐いたりすることもあるんだそうです。それが地域によってはマジックマッシュルームだったり、ケシだったり、ＬＳＤの元となった麦角アルカロイドを持つ植物だったりしたんでしょう」

彼らシャーマンたちは、自分たちの宇宙観を体験する方法をもっていた。

自分を超えたもの、摂理に、自分たちはいつも包まれていて、その中で守られて暮らしている。でなければ自分が生まれ生きているということさえ成り立っていない。なのだが、平常意識はそのことを忘れている。変性意識の中でそれとつながり、自分の枠を超えた力の源泉に触れ、共同体の見る夢を見、森や草や石や水や地球や天体たちが見る夢を見、その情報を知り、部族に役立つことを教えてもらい、個人を超えたものに奉仕する――。

そういうことを彼らはしていて、それが共同体の大事な部分を占める共通体験だったのだろう。それは神性の直接体験であり、芸術の起源であり、祭り、祀《まつ》り事つまり政治の起源であったかもしれない。

身体の中から勝手に出てくる

松田博幸が続ける。

「パフォーマンス・アートというのを始めたあるとき、そのときのことを思い出しました。口は勝手に何かを言っています。手は勝手に何かを書いています」

「降りてくるのですか?」

「いや、自分の中から出てくるという感じです。わき出てきます」

「自分の中から出てくるんだけど自分ではない、というか、自分には解釈できない? 自分の努力でやっていない? そういう感じですか」

「そうです。飲めないお酒を飲んで自分にも理解できないことを言って、それを自分が聞いていたあのときと同じです」

その場に居合わせた男性パフォーマンス・アーティスト平山剛志《つよし》も、「自分の中から自分ではないものが出てくる」と言った。平山は、あるとき自分から出てきた他者である女性を、仮面と女装で表出する。

わたしもまた、そういうことをやってきた経緯があった。歴史上の他者を知りたかった。叙事詩の主人公にして語り部、のようになってみたかったのである。設定だけつくってその場に立ち、何を言うかを知ろうという即興劇をやっていたことがある。自分が空っぽになって外から受ける感覚がある。わたし自身は、「自分に何かが降りてくる」という感覚に近い。もちろん自分は乗っ取られているわけではなく意識はあるけれど、それをただ見ている。自分に起こること、自分から出るものを、他者のように見ている。

シャーマニスティックなことは皆そうかと思っていたのだが、居合わせた男たちふたりは口々に「自分の中から出てくる」と言った。もしかしたら性差が影響するのかもしれない。もしかして身体の性差と言うものは、昨今もてはやされるジェンダーフリーという考え方よりも、大きいのかもしれない。そんな気がしている。なにせ一つの宇宙のような体系が身体なのだ。

松田は言う。

「何かが中から姿を現す、という体験。それは快なんです。そのスイッチを入れることができるんだと知ったのがパフォーマンス・アートです」

「アルミフォイルと赤マジックマーカーというのはスイッチの一部ですかね?」

「そう思います」

たぶん、その人の「身体的な」好みとぴったりくるものがその組み合わせだったのだろう。アルミフォイルにマーカーで描くというのは、たしかに、するする滑るように描きやすく、その感触は癖になる。視覚情報、触覚情報、滑りやすさ、音。マジックマーカーがいいというのは個人的によくわかるものがある。キュキュキュという音に、スイッチが入るのかもしれない。

わたしもマーカーが好きで、次に好きなのが筆ペンだ。筆は、たまに思考より速く滑ることがあり、自動書記を「お筆先《ふでさき》」とはよく言ったものだと思う。日本語のかな文字は、漢字を縦に速く書いていくときの崩れ方からつくられた。つまりは筆の先から日本語は現れてきた。日本語を手書きで縦書きにするには筆は向いている、というか本来日本語とはそういうものだったと思う。

そして古くは、あるいはお筆先のような状況では、文字は今私たちが書くよりずっと身体的だったはずだ。

松田博幸の、文字とも絵ともつかない形象に身体性を感じる。文字が呪術や祈りであった時代と同じ感じがする。

「それをしてもいいんだと感じることのできる場が、わたしにとってパフォーマンス・アートでした」

目標の外に〝それ〟はあった

しかし面白いのは、松田博幸は〝それ〟を求めてパフォーマンス・アートをやったわけではないことである。パフォーマンス・アートというのをやってみたら、自分でもびっくりしたことに、忘れていた〝それ〟があったということだ。

「こういうことが、むかしありました。中学生のときに、美術で石膏を彫って像をつくるという授業があったんです。中学生らしく手を彫ろうとしました。自分の左手をモデルに、右手が鑿《のみ》を持って。ところが途中で石膏が真っ二つに割れてしまった。割れたその形が狸が箱をかぶっている姿に見えたので、それを彫って出したんです。そうしたらすごく褒められた。でも、自分としてはうしろめたかったんです」

「なぜ？」

「偶然できたのですから。目指してもいないのに」

「それが目標達成だったら、よかったのですか？」

「当時はそう思っていました」

「それがうしろめたさ……」

「これがパフォーマンス・アートではOKなんですよね」

意図して目指すものではない。描こうとして描いていない。それでよい。

「目標を持ってそれに向かって努力することがいいことだという価値観にとらわれていました」

「その価値観から自由になれた」

「はい」

「価値観にとらわれることそのものが、アディクションだとわたしは思うんです」

「とらわれは、そうですね」

研究者としての彼に、こう質問した。

「アディクションって目標の病ですよね？」

「そうです。目標や理想があって、その前に自分が折れるのです」

固着《アディクション》とは、自我の病であるように思える。その病の「薬」の一つが、世に言う各種アディクションであり、それこそ各種の薬物でもあったろう。その薬の作用は「自我を忘れること」であろう。

それならば、**副作用や害のない方法で、自我を落とす方法はあるだろうか？**

3 仮面を付けること、取ること

謎の女、ソシエダ順子

平山剛志は、倉田めばや松田博幸のアート仲間である。その個展が京都の自宅兼アトリエで行われている風景を松田博幸のFacebook投稿で見たとき、「これは行かなくては！」という直観に打たれた。なぜだかはわからない。自宅兼アトリエまで会いに行った。

わたしは彼の絵と、彼がつくった空間に興味を惹かれて行ったが、そこではパフォーマンス・アートも会期中に行われていた。夜、絵を見る時間が終わると、身体の時間が始まる。そんな感じだった。

平山剛志は、身体の大きい、声も大きい、スキンヘッドでくっきりした目鼻立ちの、ちょっと魔法のランプの精ジーニーを思わせるような異形感のある人だ。彼はパフォーマンスを「身体詩」と言った。身体でつむぐ詩。

細長い三階建ての民家の一階。以前は母親が経営していた定食屋だった。定食屋は今はやっておらず、黄色と赤に塗られたアトリエになっている。床は白いファーだ。コンクリートの建物だが、町屋を思わせる細長いかたち。

明かりが入るのは、入口と、隣家に接した窓、そして勝手口だけ。昼でもほの暗く、どこか子宮を感じさせる場所。京都の、小さな中庭にしか明かりが入らない家に小宇宙を感じる、それと同質のものがここにもある。この場にも地霊のようなものを感じる。

大柄のがっしりした平山が、つまりは男が、女装で仮面を付けて現れ、詩を呟きはじめる。レースのワンピース。長い髪の鬘《かつら》。埴輪にも似た、穿たれた虚空のような穴のある面。男の骨格で、筋肉で、声も男だ。歩く姿の重量感も。それが女の姿で女の言葉を言う。こういうものに、女より強烈な母性を感じることがある。宮崎駿は『もののけ姫』の育ての母のメスの山犬の声に、美輪明宏をあてた。それはこういう理由からだろう。

本当の女では体現できない女がある。といって女形の色気ともちがう。もっと根源的な、生まれ持っての女ではできない女を感じる。動物にもある母のエッセンス、動物にもある人間と同じエッセンス、人間にもある動物のエッセンス、動物であり人間であり、男にもある、女や母のエッセンス、異形の体格……そんなものが相まって、すべてのものの母のような、女というもののすべてのような、強く弱い、そんなものがそこにはいたのだ。重い重力の粒子で、すべてを落ち着かせるような。

それはソシエダ順子という、彼の中から現れた女性だという。架空のキャラクターなのだがそこに生きられている。架空だが、架空とは言い切れない。そこに生きられているのだから。顕現している。役者が役をやるのともちがう。

いや、古来役者が役をやるとはこういうことだったかもしれない。「わざおぎ」と呼ばれた古来の俳優は、他者の霊を自分に移す存在だった。そこにはソシエダ順子がいるとしか言いようがない。それは男であり女でありすべてを産んだ母であり生まれたものである。見ようによっては、神楽などの神降ろしとはこういうことではないか。そう思えた。

母の息子、父の娘

「母の息子は」

ソシエダ順子は言った。

「母の息子は殺されることを受け入れなければいけないし、父の娘は愛されることを受け入れなければならない」

謎の託宣をするシャーマンのようにソシエダ順子は言う。いやこれこそがシャーマンなのだ。同じことをわたしもしたことがある、と少しぼうっとした頭で思う。いつか見た風景、懐かしく未知の。その人の言葉を「とる」設定をつくって、その場所に立って、言葉を待つ、というパフォーマンスをしたことがあった。

わたしが選んだ人物は、マリア。イエスを産んで育て、その最愛の息子が目の前で拷問され死ぬところをつぶさに見た女性。聖書では聖母などと崇められるが、過酷な運命の人。実のところ聖書にはたった二、三度しか出てこない。苦しい暮らしであり過酷な運命であった、が悲劇ばかりではない。笑い、泣き、怒り、セクシーで、根性があって、たくましくて、楽しくて、素敵な人だったと思う。

彼女がどんな人だったかを知りたくて、マリアになってみた。生活者のマリア。貧しいガリラヤの。湖の魚を食べていたであろう女性の。笑って泣いて怒り食べて、眠って起きて働いていた人の。起きる主な出来事だけは決まっていた。人生とはそのようなものではないかと思えるからだ。起きることはだいたい決まっている。でもそこにどう呼応するかはまっさらの自由である。叙事詩。歌も音楽もある音楽詩劇。けれどそこで何を思い、言うかはその場になってみないとわからない。真っ白になる恐怖からセリフをつくりこんで覚えようとしたわたしに、相方のギタリストが言った。

「大丈夫です真理さん、その場になったら出てきます」

そしてその通りだったのだ。

ソシエダ順子は、回りながら鈴を振って祓《はら》いや授福を講ずるシャーマンのように言葉を放る。言葉は少しずつずれるように展開し、回ってはまた戻る。床の灯りが点《とも》され、消される。音もなく現れた彼女は、音もなく去っていく。

それだけといえばそれだけのことで、これのすべてを映像で見ても同じことを感じるのかはわからない。「空間」の意味が初めて身体でわかった気がする。**空間にいるとは、そこで起こるすべてを体験すること**。皮膚も産毛もすべてで。意味は後からしずくのように落ちてくる。


母の息子が一度殺されることを受け入れなければいけない。父の娘が愛されることを受け入れなければいけない。それはどちらも、一度死ぬ、ということなのだ。子どもの自分が、一度死ぬこと。愛されることもまた死なのだ。「一つになる」という比喩が正しいなら、愛の中では人は自分の個別性を保ちきれない。不可抗力のように変わってしまう。成熟が難しくなってしまったこの社会で成熟するには、反対の極性を持った他者が必要なのだ。

母に密着された（すがられた）息子は、ものすごく息苦しいのではないか。庇護的な父を愛する娘は、恋愛に苦労するのではないか。

異性の親との関係は性に影響する。性的な自分を使えないというのは、自我に大きな封印をされている。息子にすがる母も、娘に崇められた父も、その子を手放したいとは思わないからだ。

寺山修司あたりは、ずっと母との密着、母からの密着のことを表現していた気がする。それを解くには、異性が必要なのではないだろうか。それは母にとっては脅威である。実際、寺山修司の母は寺山修司の恋愛にも結婚にも介入した。

言葉は後からやってくる

「母性が強すぎると、息子特に長男が狂ったり自殺したりすることが多い」

平山がこの個展の前に、チャットでだったか、さらっと言ったことがあった。そう言う自身が、長子長男である。その会話が、彼に興味をもった一つのきっかけだった。それはどこかわたしにも関係のあることのような気がした。自分のことでもあるし、近年死んだわたしの兄である母の長男のことである気もした。兄たちに比べて愛されていないと感じていた自分のことでもあり、男の子でもないのに、男の子みたいにしなければ母の愛を得られないとどこかで感じていた自分のことだった。

母の死の床で、なぜか湧き出る泉のようにこんこんと告白をしたことがある。自分の言葉を外側に聞くように聞き、驚き、しかし深く納得している。そうだったのかと。

「ああママ、ごめんなさい、わたしはあなたを守る男の子として生まれてくるはずだった」

自分の顕在意識からは決して言わないことだった。

「母の息子」の気持ちや息苦しさはわたしにはわからない。けれども母の息子になりたいと思ったことはあり、兄たちを能力で出し抜きたいとどこかで思っていた。もしかしたら、こういうことが深いところで性同一性障害の核心かもしれなかった。親に喜ばれる性になろうとすること。親への愛。原初の愛。それへの切望を、小さなことと決して言えない。

しかしわたしのものの感じ方などは完全に女性的な特徴を持っていた。息子の気持ちなどは究極的にはわからないくせに、平山の先の言葉はわたしに響き、わたしの家族が抱え込んだ何かに響いた。

何かはわからないままに、それをめぐって言葉や理解はやってくる。それがまた「何か」になり、こうした役に立つか立たないかわからない体験たちは、生命力そのもののようなものになる。それによって生命が支えられる。**生命力以上に重要なものは、人間には、ない。**お金にはならないが何よりも価値のあるものが、結果的に生まれる。

パフォーマンス・アートとはまずは自分のためにする何かであり、人に立ち会ってもらって起こる何かであり、そこでは観客も変容を起こす力の一部である。またその場には、「何かが癒えることがある」という不思議な感覚がある。

平山の話を総合してみると、絵に描いたような、いわゆる虐待家族に育った。移民系の家族。宗教と親戚間のいざこざ。家庭内暴力。お金のトラブル。父親のアルコール。父親の、その父親との確執。

「ぼくの人生を台無しにしたものに対して」表現をすると彼は言う。それは生命にとって必要なものなのだ。

平山剛志の別のパフォーマンスでは、平山は舞台上で面を付け、舞台上で面を取った。能役者が、直面《ひためん》で現れて舞台上で面を付けて両方の貌を見せる、能の原型と呼ばれる『翁』という番組を思い出した。番組とは古典の言葉で演目のことだが、翁は新年など特別なときに行われる番組だ。「翁」は特別な折にだけ、どこからかやってくるまれびとであり、精霊のようであり、神が付着したような存在でもある。これが現人神《あらひとがみ》の原型とも思える。人が神になる。それを模して舞台上で神を付け神を取る。

平山に「翁」を知っているのかと訊いたら知らなかった。そんな平山に能の真髄をわたしは感じていた。不思議な感じもしたが、真髄とはそういうものかもしれない。知識でなく、全身全霊をひらいたなら感知できるもの。そういうものを、学習もせずに識《し》る力が人すべてに本来はそなわっているにちがいないと思う。

共同体の祭り、そして祝福

パフォーマンス・アートとは、面白い営為だ。完成を目指していない。そこにこそ救われるというのは不思議なことだが、これが松田博幸が意味したことだ。

意図したことが起きなくてもいいし、場も、ハプニングも、すべてを受け取って進んでいく。人生そのもののように。

泣くつもりでないのに泣いてしまったら、泣いたことを引き受けて進んでいく。人生そのもののように。

わたしたちはこうしたことを核にとても仲良くなり、ついには月に一度、ゲリラパフォーマンスの会を持つことにした。これはコロナ前に関西大学の近くの場で行われていて、二〇二三年に野外パフォーマンス会を開いたのを機に、復活することになったものだ。

その「場」があると了解されていることが大事なのだと思う。そこに行ったら制限を外してよくて、そこに行ったら友達がいる。友達は何をしても馬鹿にしたりはしない。そのまま受け取ってくれる。


それは、求めても得られなかった理想の学生時代のようである。

それは、「行為」が言語となる自助グループのようである。

それは、今はなき祭りの復活のようである。

ある日やってきては跡形もなく消え去るサーカスのように、消え去り、また来る。あるいは波のように。

そこで魂は賦活され、洗われ、あるいは鎮められる。そしてみなは日常に戻る。また会える。生きていればきっと。いや、死んでも、また会えるかもしれない。

そうだ。死者と生者が出会う場が、芸能の場だったのだから。

もしわたしが死んで、その死を祝福してくれる誰かがいるとわかっているなら、生きることはどれだけ軽やかになるだろうか。

わたしの死を悼んでくれるなら、ではない。わたしの死を祝福してくれるなら。

わたしの惨めさも寂しさも、崇高さもバカらしさも汚らしさも、全部ひっくるめて、あの人だったよね、と受け取ってくれるなら、そこに全身で参加してくれるなら、それが祝福だ。誰かが死んで、嬉しいわけもなく集まって、それでも笑いは起き、泣きも起き、悲しさも痛みも、すべてあるものとして抱きしめるのだ。そのとき祝祭が起きる。

それが祝福だ。祝祭だ。

わたしが死んだら祝福してください。少しのあいだ、わたしを思って踊ってください。

4

この刃を自分に向けていた

半端なトランス？

この人に一体自分が何を言えるだろうか？　と考えつづける人がわたしにはいた。倉田めば。彼女のいちばん近くにいるのはわたしだろう、という人。この本のきっかけともなった人。

彼女はトランスセクシュアルの女性で、しかも彼女曰く、半端なトランスだ。世に言う「性適合手術」を受けずにホルモン治療だけをしたトランスセクシュアルだ。トランスジェンダーという言葉があるが、身体に改変を加えている場合、セックスへの改変であり、トランスセクシュアルと言ったほうがいい気がわたしはしている。

ちなみに性適合手術というのは、それこそが多様性を欠くネーミングであると思う。生まれ持った男が嫌でそれを捨てるなら女に合わせなければならないし、女でなければ男に合わせなければならないという含みがそこにあるからだ。二元論を出るのが多様性であるはずなのに、これは二元論を支持し強化している。

「半端」と誰が決めるのだろう？ 多様性というなら、どんなことも、どの程度で終えるのも、それを選択する個人の自由で個性だ。それが多様性だ。彼女の場合は、他ならぬトランスセクシュアルたちから半端と言われるのだ。そして彼女自身その責めを内化してしまい、さらに自分を傷つけている。

定義や医療や法が一度確立すると、このような差別を生む。定義も医療も法も人が生み出したものに他ならないが、人が生んだものだからこそ、集合意識の影響を受けたネーミングができ、それがまた集合意識を規定する。日本の場合、一度決まった集合意識は長く影響力を持つ気がしてならない。それを動かすのは並大抵のことではない。

しかし、半端も何もあるだろうか？ 人はどの姿が完全でどの姿が半端ということはない。姿も性質もそうだ。

アディクションとしてのトランス

彼女を見ていて一種気の毒に思うのは、性別に対する意識がほぼ片時も頭を離れることがないことだ。持って生まれた性に違和感や、ときには怒りがゼロな人はいないだろうが、それでもシスジェンダー（生まれもった性に違和感がない範疇に入る人）というのは、自分の性別について「特別に意識していない」時間が大半を占めるという人だろう。

ひるがえって彼女は、今の自分は女に見えたか男に見えなかったかということを、いつも気にしている。それを考えることが思考全体の四〇パーセントくらいあるのではないかと思うほどに、気にする。それでよくダルクの仕事のことやアーティスティックなことを考えられるなあと、そのキャパシティに感心してしまう。

これは男っぽくないか、とわたしに聞く。わたしは実は彼女が男っぽいのも好きだ。もっと女性が男装するみたいなファッションにしたらかっこいいのにと思っている。

わたしが彼女を好きな理由の一部に、元男だからというところが実はある。本人に言ったら嫌がるのかもしれないが、わたしは魅力の一つととらえている。それは中途半端ということではない。会ったそのときからわたしには、男を含むそれで完全だったのだ。

男性のときの写真を見せてもらったことがある。その写真の顔が垣間見える瞬間がわたしは好きだ。ちょっとドキッとしてしまう。かといって男性として会いたかったとも思わず、彼女はその溶け合い具合で、あるがままだ。そうして出逢った。

その彼女が昨今のトランスセクシュアルへのヘイトに参っていて、外に出るのも怖いとまで言い出していた。

ヘイトは別として、いつも性別やどちらの性別に見えるかを気にしているのは、作用としては、アディクションとよく似ている気がしていた。たとえばよくあげられる例だが、お酒を飲んでいなくても、お酒を飲むこともしくは飲まないことに一日の精神的なパワーの大半を使っていたなら、それが本人に及ぼす作用は実際に飲んでいるのと同じだ。

そうしたら、めば本人がある日、わたしにこう言った。

「わたし、トランスはアディクションだったと思う」

耳を疑った。

しかしとても腑に落ちるところがあった。性別に関する考えが片時も頭から離れず、それを考えることが日常にも支障をきたしても、やはりやめられない。これは作用としてアディクションと同じである。そしてアディクションとは、固執してしまった考えを、実行しなければ楽になれないという強迫的な考えではないかと思う。

一四歳で「スーパーよい子ロボット」をやめるためにシンナーを吸って、そこからアディクションの対象を転々としていく。パチンコ、恋愛、処方薬、市販薬、処方薬や市販薬のOD（過量服薬）、女装。そしてトランスセクシュアルが、今のところ「最後の扉」として、あったそうなのだ。

「トランスはアディクション」というめばの爆弾発言が、両方の当事者である個人から発された衝撃より、アディクションに最後の扉はありうるのかと、そちらのほうがわたしは気になる。最後とは、その後がないということで、おそらくは怖いことだ。彼女のみならず、どのアディクトでもそうだろうが、その人をアディクションへと向かわせたものが変容しなければ、アディクションはかたちを変えるだけだ。シンナーからパチンコにかたちを変えトランスにまでなったように。アディクションだけがひとりでに消えて終わることはない。**アディクションの次の一手がないとき、エネルギーはどこへ行くのだろうか？** エネルギーがあって、もう、することが残っていないと感じられるとしたら？

めばはよく、わたしのような「アディクション傾向を持ちながら依存症にまで至らず踏みとどまっている人間」と、彼女自身のような「薬物依存症者であって今は薬物をやめ続けている人間」が情報共有すべきだと言う。双方に「アディクション以外の表現方法が必要」なのだと言う。アディクションも無意識の表現の一つなのであり、それに代わる意識的な表現が必要である、と。

肉体コントロールの行く末

めばの先の言葉は、ジェンダーやセクシュアリティにまつわる言論界にとっては問題発言だろう。が、よくわかる気がする。わたしは、トランスセクシュアルは摂食障害とよく似ている気がしていた。

一見、なんの関連もない両者に見えるが、自分のボディイメージをとことん嫌い、とことんコントロールしようとすることでは、トランスセクシュアルと摂食障害は似ている。

摂食障害は食べないことに主眼があるのではなく、ボディをコントロールすることと、コントロールの実感に主眼がある。食べないことと一グラムでも体重が減ることは、因果関係がいちばん見てとりやすい。コントロールできているという充実感がある。だから痩せることにハマりやすい。

もっと範囲を広げるなら、整形マニアなどもそうである。アディクションと同義によく用いられる英語が、この「マニア」だ。整形マニアも美しくなることより、美しくなろうとする渦中にいること、努力が報われるという感じそのものが好きなのだと思える。結果どれほど美しくなろうが満足しないからだ。身体という変わりやすいものを相手どっているということもあるが、身体や外見そのものに問題があるというよりは、イメージに問題がある。イメージを相手にしては人間に勝ち目はない。イメージは瞬時に変幻できる一方で、身体というのはいつだって遅いし、ままならない。

摂食障害は危険なアディクションで、もしかしたら命の危険がいちばんあるかもしれない。ダイレクトに自分のボディに対して挑戦を挑んでいるからだ。そしてこの意味において、トランスセクシュアルも同じかもしれない。

実のところ、トランスセクシュアルと摂食障害、薬物およびアルコール等のアディクションがクロスしている例は水面下で多いのだろうし、性違和からくるいたたまれなさで薬物やアルコールに救いを求める人も多いだろう。

生まれ持った身体にノーを突きつける。他ならぬ自分自身が。摂食障害とトランスセクシュアルが持っている過激さ、苛烈さがここにある。これは究極的には自分をゼロにする試みであり、生きている限りはゼロにならない身体という自然との、勝ち目がない戦いではないだろうか。それに勝とうとしたら、死ぬことになる。自殺にしろ事故にしろ衰弱にしろ。

心は心で止められない

しかし問題なのはボディではない。ボディイメージだ。

ボディを殺すな。イメージを殺せ。そうは思うがイメージとは思考であり、再三言ってきたが、思考へのアディクションこそ最も強い。

自分のイメージに関する思考は、その人のアイデンティティとほぼ同義に見える。アイデンティティもまた思考の産物に他ならないが、思考することが人間のマインドの自然であるために、それを止めるのはとてもとてもむずかしい。自分の努力ではほとんど無理だ。だからこそアディクションを扱う方法論である12ステップでは、コントロールができないことを認めることから始まっている。

心は心では止められないからこそ、技法がある。12ステップも有効な技法の一つだし、ブッダをはじめとするマスターたちは、心を扱う技法を残してくれた。逆に言うと、素手で心に立ち向かっても勝ち目はない。いつかは自分の主である生命を奪うまでに、心は増大しうる。

わたしが出合うことのできた最も有効性のある技法が、身体を使うアクティブ瞑想だった。それ以外のほとんどのことをわたしは試したが、すべて思考を増大させてしまった。

瞑想はアクティブ瞑想以前にもしたことがあるし、ある瞑想法に至っては何年もやり、かなりの時間もお金もかけた。表彰されてもよさそうなくらい。それでも頭がぐるぐるするのを止められなかったし、創始者やその協会が守銭奴であるとしか思えなかった。瞑想の初歩を伝授してもらうことが七万円からどんどん値上がりして月給の三倍とされたり、何をするにも本当にお金がかかって、疲弊してしまった。しまいに怒りを感じた。ブッダは瞑想をタダで提供したはずだ。

思考を止める一つの方法は、まずは身体を使うことだ。そんな簡単なことを、どこに行っても教えてくれなかった。また教えてもらったところで、わたしは競技スポーツは嫌いだったし、山に登るのも嫌いだったし、紫外線が苦手なのでウォーキングもダメだった。

身体を使って無心になる機会は、運よく禅寺へ行って座禅と一緒にする作務《さむ》が性に合っていて、無心になったというような人にしかないだろう。人をここに導くにも方法がいるのだ。導き方によって、方法に入れたり入れなかったりする。そしていきなり座っても、十中八九、静かにはなれない。工業化以後の現代人とはかくも面倒くさい存在なのである。

アクティブ瞑想の会に行ってみたら、なぜだかまずダンスだった。

踊った。本当によくダンスをする。どんなダンスもダンスなのだと、そこでわかった。動けなくて棒立ちしちゃうのもダンスだ。痙攣するのもダンスだ。身体がある楽しさを初めて感じた。**身体があるだけで楽しい**。

楽しい方法でしか、身体を動かすことができない人はたくさんいる。動けなくて固まってしまうことも、ダンスの一つなのだ。人のを見てあんなふうにメチャクチャに動いたら楽しいなと思って真似してみるのも、全然恥ずかしいことではなく楽しいのだ。それに誰もあなたを見ていない。それは究極的には内側へ向かう方法だから。

何が人を傷つけるか

アディクションの大元には生きづらさがある。その生きづらさがいわば一次症状であり、アディクションは二次症状だと書いてきた。

しかしその生きづらさは、必ずしもトラウマのようなことがあったとは限らないのではないか。何らかの理由と巡り合わせで、心に深く刻まれてしまった考えが、楔《くさび》のように打ち込まれてその後の人生を駆動することがあるのではないか。

『涙を食べて生きた日々』（道木美晴著、二見書房）という摂食障害からの生還者本人の記録を読んでそう思った。成人で身長一五三センチ、体重二八・四キロにまでなり命の危険すらあった女性だが、摂食障害になった最初のきっかけを思い出す場面が秀逸だ。なにげない場面で、誰にも悪意などなかったにちがいない。一五歳のあるとき、「美晴ちゃん、痩せたねぇ！」と、訪ねてきた親戚が開口一番言った。ふだんはかわいい姉のオマケのようにしか扱われないのに。そのときのうれしさが忘れられなかった。

アディクションの当事者にこういうことはよくあるという。優れたきょうだいとの比較による劣等感からアディクションが起こる。

この傷はトラウマという言葉が一般的に連想させるものより軽く見えるかもしれない。が、傷とはこういうものだと思う。見るからにひどい虐待だけが傷をつくるわけではない。そして「ひどいこと」ではないために記憶の表面からは忘れられ、忘れられたままに人を誤作動させ続ける。


「わたし、最初の子は女の子がよかった、と言われたことがあるの」

あるとき、めばが不意に言った。

「え！　誰に？」

「母に」

「何歳ごろ？」

「五歳かな。四歳か。男ばかり三人兄弟のいちばん下の弟が生まれたころか」

「それはつらいね……」

虐待されたわけではなくてもね、と思って、突然、認識に打たれる。

これが本質的な虐待なのでは。

本人の根源的な部分を認めないこと。そうでなかったらよかったと言うこと。

これを信じてしまったら、自分はこの先何をやったとしてもダメということになる。いちばん根源的な条件を満たしていないからだ。

「それ、虐待だと思う」

虐待は殴る蹴るに本質があるのではなくて、その人を根底から否定することに本質があると思う。だとしたらこれは本質的な虐待だ。これこそが虐待だ。人の核にまで達してしまい、その人が内側から存在を殺してしまいかねないような虐待だ。

「わかってる。でも母を悪く思えない」

「つらいね」

お母さんを究極的に嫌える人などいるのだろうか。でもその刃は小さな男の子に刺さり、その子が成長して性別を変えるまでしても、刺さっている。

めばが持っている根源的な不安定さを、少し理解した。

不満はかたちになりたがっている

しかし、めばは見ようによってはお母さんの希望を叶えている。それに対してお母さんは喜びはしなかった。むしろ親族の集まりに彼女を呼ばなくなるなどした。もし性別がはっきりしない幼児のときに性別を変えることができて、本人が同意してそうしたとしても、きっとお母さんはそれで満足はしなかったのだろう。何をしても喜ばなかっただろう。

思うにお母さん自身、何が望みかわかっていなかったのだ。ただ自分の人生のままならなさ、思い通りにならなさを、そういう言葉で、身近のいちばんやわらかな小さき者に向かって言う。それしか、ままならなさをかたちにすることができなかったのだろう。

お母さんにはつらい戦争体験もあったし、当時は恋愛結婚も多くの人に許されたものではなかった。当時の女性が置かれた不条理も不平等もあっただろう。それを言えば男性にもあっただろう。もしかしたら兵士になった者たちは、誰にも慰められなかったかもしれない。戦後企業戦士になった男たちは、誰にも褒められなかったかもしれない。戦争は男が始めたかもしれないが、すべての男が始めたわけでもなく大半の男は犠牲者でもあった。が、全体としては男性が優遇されて見えた時代であったと言える。

社会全体から来るそうしたすべてを、お母さんは誰に言うこともできず、不満の言い方もわからず、あまつさえ何が不満かもわからず、そのエネルギーをいちばん小さき者にぶつけた。それだけは自分が好きにしていい存在と思えたのではないか。

誰しも、モヤモヤとした考えや不満を持ち続けることはむずかしい。不満はかたちになりたがる。ただの思考はかたちになることを望み、そうしてひとたび意味を得ると、さらに強化され、反復される。確信となり、次にはそれを出せる先を探す。

アディクションとは、それではないかと思う。

思考への固着を「アディクション」と思ってみることの利点は、そうすると、思考を自分の外に出すことができることだ。出さない限りは爆発するまでぐるぐるする。出してみて初めて、自分と問題が分けられる。当事者研究発祥の「べてるの家」の向谷地生良が大事にしているのもこのこと、「人と問題を分けること」だ。

人と問題を分けること

問題を人から切り離してみる。問題を自分から切り離してみる。問題を身体から切り離してみる。問題を因数分解してみる。

自分の身体イメージが問題に思えるときも、身体そのものには問題はない。**身体はただ生きようとする。身体には自立性がある。**

問題は問題であって、問題以外のものではない。実は身体とは関係ない。

問題は、自分についての考えである。問題は思考である。

思考は自分がしている。が、自分そのものではない。

思考はどこから来たのだろう？ 思考は他者から来ている。

物心ついたときには、自分の心で考えていた。自分の心は何でできたのだろう。自分の心は、自分が自分と思う以前に、圧倒的に他者の世界を注がれてできていた。

物心ついた自分は他者の考えを自分と誤認する。認知の歪みであるが、心は心自体のかたちが歪んでいるなどと疑わない。心のかたち自体を認知する機能は心にはない。そしてそのかたちを、自明のものであると思って疑わない。

子どもは特にそうである。子どもの心は圧倒的に親でできている。子どもの心は、親（保護者）の願いを自分の願いと、ごく自然に混同している。

個ができてくると違和感を感じるようにもなるが、それでも他者の願いを生きようと努力する。それが愛される方法だからである。愛されることが生き残る方法だからである。

その生き残り戦略が苦しくなってきたとき、健康なやり方は、それを押し付けた人にそれを返すことである。反抗とも言う。

それがうまくできないとき、反抗は自傷に似る。あるいは鬱に似る。あるいは復讐に似る。復讐は自傷に似る。

親を憎む。自分は親の似姿だから嫌う。これは、親と自分を分けることができなかったからではないだろうか。親の問題と自分を、分けることができなかったからではないだろうか。

それは無理からぬことなのだが、分けられなかったら、いつかその刃で自分を傷つけてしまう。

めばと共演した日

「この刃を、わたしは自分に向けていた」

めばはそう言った。初めて二人で共演したときの一幕だ。『狂った女達』と銘打たれた女のパフォーマンス・イヴェントの一環だった。この劇場的なアートピースは、忘れがたい印象と変容をわたしにもたらし、めばにはさらに大きな影響を持ったようだった。

わたしは共演であり、最初はめばのソロ・パフォーマンスの予定だった。わたしが参加することにしたのは、その当日の朝まで同じ瞑想合宿にいて話をしてのことだった。わたしはそのころの彼女のことが心配だったのだ。ヘイトで参っていたし、参ると自傷的になるからだった。同じ思考ループを抜けられなくもなるから、一人で思考して、一人でそれを具現することに心配があった。

老婆心と言われればそれまでだが、自傷的にはなってほしくなかった。もちろん自傷的なショーにも美しいものはたくさんあるし、世の中にはリストカットさえショーにする人はいる。けれど大事な友達にそうしてほしくはなかったし、そのループから出てほしいと願っていた。AAが最初の本を「出口」と呼んだように、出口が必要なのではないかと思った。そして出口は、新しい場所への入口の扉なのだ。

めばは、もしこのアクトがなかったらヘイトの嵐の中を生きられなかったかもしれないと言った。六月にしたこれを、わたしがようやく言葉にできるようになったのは九月に入ってからだった。

わたしはこのパフォーマンス・アートで、たとえば映画監督のアレハンドロ・ホドロフスキーが「サイコマジック」と呼んだようなことをやってみたいと思ったのかもしれない。問題をかたちにして具現し、そこに本人が身体的に関わることで変容を起こそうとする。全身を使った、ある種のゲシュタルトセラピーかもしれない。

身体は死にたがったりしないが、記憶を保持しているのは、実は身体なのではないかと思う。トラウマは身体に残る。ただ身体はそれを認識しないし、そのことで死にたいと思ったりはしない。痛みや硬さやこわばりや筋緊張や筋弛緩や動悸や無力さなどを持っている。それが身体の言語であり、頭や言葉は、それを解釈している。

物語とは、そういうものかもしれない。わたしは物語作家だから、物語の効用と弊害をよく知っている。頭は感覚を解釈して反復して意味を獲得するのかもしれない。ストーリー化して確固とさせるのかもしれない。身体のモヤモヤをモヤモヤのままずっと持っているのも、心にはストレスだからだ。しかし今度はストーリーが肥大化する。ストーリーが事実のように思えてくる。ストーリーと事実は別物である。切り離さなければ、ストーリーが身体を害することになっていく。

だとしたら身体の感覚を、身体の感覚として直接リリースすることはできないか？

そんなことを思っていた。わたし自身、悩みや痛みを持っていたとき、それが身体のどこにあるかをよく感じて、そこを抱いて踊るということをやってみたら、何かがスポンと抜けてしまう体験をしたことがあった。あれ？　という感じになった。あれはどこへ行っちゃったんだ？　と。

そういうことが、他者に対しても、あるいは他者と一緒に、できるのではないか。でもどうやるんだろう。即興ダンスでもない気がした。彼女が出す問題に呼応して、動く。彼女には彼女の展開したいことがあり、解決に導きたいことがある。

この舞台を祝祭にしたかった

わたしの資質というのはわたしの努力で変えられるものではなかったし、わたしと親の関係も、わたしの「ものごころ」に先んじてできていた。**わたしはわたしに先んじて他者を注ぎ込まれた存在で、その心で、自分のことを考えていた。**心は心自体のことを認識できない。認知の歪みが自分でわからないのはそのためだ。

わたしの認知はわたしに先んじて歪んでいたが、そのこと自体をわたしは認知できない。「わたしの認知は歪んでいる」とわたしは認知できないのだ。認知できないままに、認知が歪んだ心で世界を感じ、それが世界だと思って、恐れ、傷つき、傷つけて、過ったことをたくさんした。その取り返しのつかなさに絶望した。失った関係、失った時間に絶望した。

そして認知の歪みがあってなお、それによって起こした過ちがあってなお、侵されない本質というのも誰の中にもあると、わたしは信じている。「回復」するものがあるとしたら、その「侵されない本質」であって、元いた世界ではないと思う。元いた世界がつらかったからアディクションにはまった、というのが筋だろうから。

一四歳でめばがシンナーにハマったとき、本人談では、競争世界、愛のない世界に絶望していたという。しかし成績もよくスポーツもやっていた。他者の望みを必死に叶えていたのだろう。そこで一度息絶え、「シンナーを吸うビニール袋の中で息を吹き返した」と言う。比喩としても面白い。シンナーという、本来身体に入れるようにできていない物質なのに、呼吸という人間のいちばん根源的なものと共にあるのが面白い。ヤンキーっぽいイメージがあるシンナーだが、実はアーティスティックな人がハマるような気がしてならない。いちばんアクセスしやすい幻覚剤ではないだろうか。

合宿でいろいろなことを話していた。めばほど正直な人をわたしは見たことがないが、彼女が言うには、「女の子がよかった」と母親に言われたことも、ずっと誰にも正直に言えなかったという。

めばがおもちゃの刃物をパフォーマンスの小道具として舞台に出してきたのは、よくわかる気がした。

お互い、何を言うかするかわからない。相手の隠された望みまでを感じようとし(自傷というのが本当の本当の望みであるとは誰の場合にも思わない)、その場で相手を察知して、望みを知り、より高い次元の望みを実現しようとすること。

わたしは一つだけ願いを持っていた。この舞台を祝祭にしたいということ。

具体的に何とはわからないまま、舞台に立った。

母の息子を守る剣

「この刃をわたしは自分に向けていた」

めばが言った。右手に剣。左手に薔薇。

「それはあなたの薔薇を守る剣」

わたしは言った。

そうしてほしかった、自分を守るため。虚空に境界線として置き、望まぬ侵入を許さないような。でもそれがむずかしかった。

何が望みで何が望みでないかもわからないころから、境界線は侵害されている。介入されすぎたのかもしれない。それ以上介入されたくなかったら母に向けるしかない。あるいは自分に向けるしか。

自分も進路などに対して母親の介入が強かった子どもだから、よくわかる。ただ、母と娘と、母と息子はちがう気がした。究極的には、性的関係が成り立つ関係かそうでないか。性的なまなざしがありうるかそうでないか。

「母の息子」と平山剛志が言ったことの意味が、初めてわかる気がした。「母の息子」というのはどちらかと言えば象徴言語で、これの内実を聞いたことはない。一般的には被害や虐待と思われないようなことではないかと思う。しかし、これはきつい感じがした。まなざしが語る何か。縛る何か。

余談ながら思い出すのは、男性が受ける性被害のことだ。男性から男性への性被害が昨今ようやく問題になっているが、女性から男性へももちろんある。そして最も語られにくい性被害は、母から息子だと聞いたことがある。これは性被害のおそらく最マイノリティに属し、話したところで信じてもらえないという二重のつらさがあるという。そのうえ息子はそのことを誰にも話せない。

母が娘に密着するとき、縛るとき、そこには同化の意味合いがある。生物的に圧倒的に共通体験の多い女同士、しかも自分から出た似姿という、自他の混同しやすさの中で幻想が生まれる。母が息子に密着するとき、そこにあるのは違和である。違和でありながら抱きしめるくらいの距離で、具体的に性的な行動がなくても、まなざしや感触がすでに性的な感じが息子にはするのではないか。敏感な男の子だとこれを感じるのではないか。

この違和は、語るのも拒絶するのもむずかしい。

男の子がある程度成長したら、力を使ったらすぐに壊せてしまうくらいの、女。少し歳をとった、女。かつてすべてであった、女。それを壊したら自分も滅んでしまうほどに思えるほどの、女。

壊したいわけなどないが、壊さなければ自分が危ういとき、自分はどうしたらいいのだろう。それでも母を攻撃することはむずかしい。ほとんど命そのもののように思える。実際、生まれる前と生まれた直後から数年くらい、母は自分の命そのものと不可分だった。だからこそ、それを攻撃ないし排除しないと自分が危ういくらいのとき、攻撃が自分に向いてしまうことがあるのではないか。

そのような視線がすり込まれてその違和が取れない場合、他者と本当に愛し愛される体験がないと、その解除はむずかしいのではないか。しかし、他者と愛し愛されることが怖いのではないか。

右胸と股間を押さえつけ

「一八歳で恋人と別れさせられたの。母が彼女のお姉さんに「息子は受験で大事なときなのでお宅の妹さんとは別れてほしい」と言いに行った。お姉さんから説教をされた彼女はそれを受け入れて、わたしに別れを告げた。そのとき「お母さんを怒らんといて」とわたしに頼んだ。わたしはバカだからその約束を守ってしまった。それでわたしは初めての自傷をした」

愛を曲げることはできない。しかし実際には、愛を曲げられることと、そうして愛を曲げるうちに自分がわからなくなっていくことは多く起こっている。アートに惹かれるのに、とにかくいい会社に入りなさいと言われる。アディクションは、そういうことからの「セルフ救急救命」としてある。
　めばは言った。

アディクションとは最初の傷に対する二次障害である
言葉にできない傷がそこにあると指し示す行為である
苦しさに対するセルフ緩和ケアである
寄りかかるものが何もないときに、寄りかかることができる架空の壁である
一人の自分がもっと一人になることによって寂しさを忘れる手段である
愛の世界への退避である
戻って一人で泣ける場である
生きたいという叫びである
消えたいという願望である
一種の復讐である
消極的に死のうとすることである
自殺の回避である
消極的に死ぬことで、生きたいという願望を守ることである

運命に勝とうとすることである
運命に屈することである
目の前の時間をなくす試みである
目の前の時間をなくして生命を守ろうとする試みである
自分の考えと思うものがアディクション内部の考えであり、そこから出られない檻《おり》である

舞台でのめばの姿は、アルダナーリーシュヴァラを模していた。右の乳房を粘着テープで押さえつけ、同様に股間の男性器も押さえつけていた。

この話を進めるには、インドへの旅について語らなければならない。

祝福の旅

5

両性具有像に会いにいく

「あれだ」と指を差して、めばは言った。

夕陽の濃い光の中に、それは在った。千年も前から、それは在った。

小さな寺院群の壁面に彫られた何千とある男と女の像の中で、たった三体、両性具有像がある。その一つを彼女は見つけた。彼女は静かに涙を流しはじめた。その横顔を、ぼうっとわたしは見ていた。夕陽が横顔を照らしていた。高い鼻梁や、唇や顎の線や頬を。

ここはインドの中央部にあるカジュラホという村。世界遺産の寺院群があることで周囲も可愛い田舎町という感じに栄えており、町全体がどこか明るくひらけた光に包まれている。まるで町一つが、宇宙船のおなかの中に在るような、宇宙船に乗ったこともない身で言わせてもらえば、そんな場所だ。どこか光がちがうのだ。

「タントラ瞑想」というのをしに、わたしたちは来た。タントラ瞑想が何かよくわかっているわけではなかったが、セックス技法だろうというよくある誤解や偏見にもいささかげんなりだった。

タントラ瞑想は、シヴァが妻のシャクティに世界の秘密を問われて、答えを言わずに与えたとされる一一二の瞑想技法のことで、現代の我々にも開かれている。ごく簡単に言うと、対極を出会わせて一を生む方法で、二元を超えた一なる世界を目指す点では禅や非二元論《アドヴァイタ》とも同じ、とわたしは理解している。方法として二の出会いを強調するのは、瞑想としては特異に見えつつ、しかし、この世界自体、タントラ的にできているとわたしには思えるのだ。なぜなら、昼しかない日はなく夜が合わさって一日である。吸うだけの呼吸はなく、必ず吐く。すべては対極が合わさって一つなのではないか。だから、よくわからないままに、この方法が人類の分断を癒すというような大それたことを笑って思っちゃうような、不思議な確信を持ってわたしはここまで来た。

タントラは、自分を知るのに他者を使う、瞑想としてはめずらしい技法体系である。「他者」とは他人とは限らない。空だったり、深井戸の水だったり、音だったりする。また、「生」の対極は「死」だから、タントラは死さえ使って瞑想する。

思考と感情が固着してしまって人を殺すか自殺するかしそうになり、ダイナミック瞑想というものをやって三年目のことだった。しかし思えばそれは、わたしが十代のころから文筆家として好きだったOshoという人の瞑想だったのだ。

めばは傍らで涙を流しつづけていた。彼女は、わたしについてここまで来た。ここはタントラ寺院群といわれる場所だ。わたしがしていたアクティブ瞑想を「それいい」と言ってすぐやり、好きになり、一方わたしが行くこの瞑想キャンプには、ためらいながら来ることを決めた。彼女が戸惑ったのは、それが彼女の自己物語を崩壊させないかという危惧からだった。彼女にはタントラが、生まれながらの男女ありきのザ・ヘテロ男女が性を謳歌する姿に見えていたのである。

彼女の希望はわたしとはちがっていた。タントラ瞑想をやりたいというわけではなく、かの地で何千年も前から表現されてそこに在った、両性具有の者に会いたかったのだった。それが神なのか人なのかはわからない。けれどそれはずっと昔からそこにいたのだった。

アルダナーリーシュヴァラ。

それが像の名前だ。めばはそれを希望のように思っていた。彼女はトランスだから。それも途上のトランス、半端なトランスと言われる、男女の特徴を両方備えた人だったから。ホルモン治療は受けて、異性の身体にする整形手術（前に述べたように、性適合手術という名称をわたしはあまり使いたくない。性転換の方がまだいい気がする）は受けていないという身体。

地球上で、医学の助けを得て生まれ持った性別を否定して反対の性の側にシフトして生きている者は少ない。地球上でそれが可能になった歴史は、まだ一〇〇年に満たない。最初の例は一九三〇年で、その人は免疫の拒絶反応で亡くなったという。彼らトランスはまだ、語る言葉を決め切ってはいない。自己を支える物語を、本当に確立できているのかわからない。多様性が重要という題目だけでは何もわからない。

完全にもう一つの性になれた者はいない。たとえ外科手術をしようと、どのトランスも不完全な移行なのであり、不完全であるままで、グラデーションの中での完全な姿であるようにわたしは思う。それがわたしが彼女に関して思うことであり、どうか彼女自身、現在のあるがままの姿を認めてほしいと願わずにいられなかった。

片乳のひと

彼女は感動していた。

けれどわたしは不満だった。なぜ左右半々の、片乳房のない姿なのか。なぜ乳房とペニスの両方が堂々とある姿ではないのか。

アルダナーリーシュヴァラは左胸のみ、乳房の膨らみを持つ。右胸は、左胸を丘とするなら野のようだ。ペニスは衣服で隠されて見えない。あるのかないのかわからない。カジュラホの寺院の男も女も、陰部を恥ずかしいものとして隠してはいないのに。

片乳のない姿というのが、どこか不穏に感じられるのはわたしが生まれつきの女だからなのか。

ふと読んだ齋藤史の歌を思い出す。『記憶の茂み』（三輪書店）という歌集の最後にあった歌。

片乳の失せて異形の体型を包みてまとう絹のブラウス
乳房の丘失せて野のごとき胸ひばり・野うさぎ・虫共も来よ

とてもいい。だが痛い。

これは母の持ち本で、本文前にある色厚紙のページに新聞の紹介記事の切り抜きが貼ってあった。齋藤史の短歌とその英訳とが併置された本だ。

母は、この本か著者を大事に思っていたのだろう。それが伝わるがゆえにわたしはこの本を処分することがなかった。日付は母の筆跡で鉛筆で書かれていた。

「'02.6.23.」

母の筆跡はすぐわかる。母の筆跡がとても好きだった。あまり情緒的にならない漢字の崩しも。話す言葉も声も。英語を話す声も。英語や英速記の筆跡も。結局わたしはそういうものでできている。わかりもしないころから直接摂取したもの。何語であってもそれが母語。母の語。日英通訳者だった母は大事なことに限って英語で言う癖があって、それにわたしは苛立った。でも、英語のほうが言いやすいことはわたしにもある。それもまた母語なのだった。

鉛筆で書かれた日付が和暦なのか西暦なのか一瞬悩む。アポストロフィでの略号がついていることから西暦だろう。二〇〇二年。二一世紀の二年目。英語表記に助けられる日がくるとは思っていなかった。

わたしのアルダナーリーシュヴァラ

母は齋藤史とどこかで接点があったと記憶する。同じ門下だったことがあったのか。それを聞きそびれた痛みがわたしの胸にくる。比喩としての「胸の痛み」、それはある程度体感である。

女にとっていちばんの胸の痛みは乳首に来るような、不思議な感覚をわたしは持っている。これは誰かと確かめ合ったことはない。まして、生まれは男で四十代から女の思春期をやり直して、今や大きくやわらかな乳房を持つ彼女に聞いたことはない。

不思議なことだ。男性が女性ホルモン剤を飲むと胸が膨らみ出す。手塚治虫の漫画のようだ。女性の成長期のように、どの時点かで止まる。乳房というものがどこに潜在しているのだろう。乳房は、後天的にも潜在可能性として男の身体にも眠っているのだ。

女性が男性ホルモンを摂ってもペニスは生えてこない。ペニスはその陰の形がそっくりそのまま、膣としてあるからかもしれない。睾丸は卵巣と対応している。女性器は男性器を内に返した形をしているが、子宮だけは女の持ちものだ。womanとはwombを持つ者だ。そういう意味では誰も後天的に女にはなれない。

それを承知でトランスをする。それは別の性に憧れたというより、自分の生まれ持ったかたちを、とことん嫌っている、そういう理由ではないだろうか。だからすでに述べたようにトランスは、自分のボディイメージをとことん嫌う摂食障害者と親和性がある。生きづらさの理由が、たまたま「太っていて自分を醜いと思う」ことか、「生まれるべきでない性に生まれた感じ」なのか。そういうちがいだけで、両者のテイストはそんなにちがっていないのではないか。

わたしは、アルダナーリーシュヴァラには両乳房があって、曲線を描く柳腰で、股間にはペニスがあって、クールに微笑んでいてほしかった。それはいつの日かのわたしの希望の具現かもしれなかったし、いつの日かの母のわたしに対する希望の具現かもしれなかった。

母はわたしに「ボーイッシュな女の子になってほしい」と希望を言った。そんな混乱したことを言わないでほしいと思うが、母としては個人の好みをわたしに伝えただけだ。わたしは男の兄弟たちより愛されていない感じがしていた。それは先に書いたように、愛の種類がちがうのだろうと今は思える、がしかし、実際にかまわれる時間がまったくちがうと、子ども心にそれは真実に思えてしまう。そしてわたしは実際問題さびしかった。いくら泣こうが母親は来ないとあきらめてしまっていた。

母が死ぬ数日前に、三人兄妹でベッドサイドにいたとき、母がわたしの赤い服を、わたしたちがそこにいるあいだじゅう、非難したことがあった。のちに、特定の考えにしかアクセスできなくなる型の認知症があると教えてもらって少しはほっとした。けれど三人いる中で、気に入られないとしたらわたしであり、その理由をわたしは女だからという以外に探せなかった。

でもそんなことはどうでもよい。

わたしはアルダナーリーシュヴァラを自分の中で考え、それを夢見た。陽が沈もうとしていた。

赤より赤い太陽。したたるような液状の大気。インド。カジュラホ。タントラ寺院群。めばにとってこれが大事だったのは、千年も前から「両性具有は聖なるもの」としてとらえられているという事実そのものだった。

トランスをめぐるわたしたちの旅は、ここから始まった。

みんな途上だ。男性性と女性性の本当の融合はありうるのかと思った。誰でも、男女のあいだで惑っている。**本当はマジョリティなんていない**。

トランスを超えて

「わたしには、自分のかたちがわからない」
「わたしには、欲望のかたちもわからない」

めばがこの舞台で最初に言った台詞だ。ＡＡの12ステップの元ともなったニーバーの祈りを思い出す。

「神様わたしにお与えください。変えられないことを受け入れる穏やかさを。変えられることを変える勇気を。そして両者を見極める賢さを」

しかし境界は刻々と変わる。変えられなかったことが、変えられるようにもなる。変えられないこと自体が、変わってしまうこともある。今や生まれ持った性の一部を、改変できる。なんという時代に生きているのだろう。可能性が心を刺激する。かき乱す。

アディクト的気質というものがある。オール・オア・ナッシングの思考をしやすいとか、強迫的であるとか、衝動的であるとか。そしてさまざまなアディクションの「行為」がやんだとしても、最後に「傾向」だけは残る。その傾向は、いつも向かう先を探す。今まで存在しなかった行き先さえ科学によりできたりする。大変な時代に生きている。

一つの大事なことは、頭だけにならず身体に根ざすことである。また、その自分を外からとらえられる意識の技術も必要かもしれない。客観的にとらえられる自分は、主観の自分とはちがって見える。外からは自分のまるごとがとらえられるし、気づかなかった美質も見えることがある。オープンダイアローグのリフレクティングも、自分を外側に見る体験の応用ではないかと思うことがある。

彼女がこの問題をかたちにして変容へと向かおうとしたときに、一人では袋小路に入るわけがわかった。自分のかたちが不安定だから、問題をかたちにしにくい。この場合は、かたちを外からとらえる必要があるのではないか。外からとらえるなら、いかに不安定にかたちが変わろうと、「そのかたち」として全体をとらえることができる。

問題の「かたち」が「自分のかたち」であるなら、それを認められるのは他者しかいない。それがわたしがこのパフォーマンスに入った理由だ。そう後からわかった。

認めることは、祝福すること。わたしが認めるなら、わたしは迷わず祝福する。わたしは乳房と男性器の封印を解く。銀のテープでぐるぐる巻きにし、それをハサミで切っていく。

すべての行為は象徴レベルで行われる。子どもの遊びのようでもある。むすんでひらいて。むすんで切って。取って放して。自由に愛でる。子どもになる。アディクションさえ及ばなかったころ。アディクションさえ及ばない祝祭の中にいる。ティッシュを箱から無限に出しつづけて笑っていたころ。紙吹雪で自分を祝福できたころ。光の中の埃を世界でいちばん美しいとうっとり見ていたころ。

頭を空にして、そこに降る祝祭を入れる。生まれただけで祝福なのだと、わたしの姿を借りた何者かが笑う。そのとき、わたしはわたしではない。わたしであってわたしでないものが、すべてを祝福して笑う。痛みも悲しみも何もかも抱きしめて笑う。

舞台とは、自分が自分でない場所。そのことの力を借りて、わたしは万物を祝福するものになる。

そしてかの人の身体を愛する。

おっぱいをやわらかくさわる。撫でる。もむ。こんなことをさせてくれることに感謝する。思えばこういうことができなかった。この身体感覚から、忘れていた言葉がわたしによみがえる。

「ママ大好き」
それを全身で表現できて、全身が、うれしい。こんなことはごっこと言えばごっこだ。しかし本気のごっこでしか救われないものがある。ごっこを本気でやってみると、頭ではなく身体が反応する。身体が何かを思い出す。身体が未知を知る。

このアクトには実は前段階があった。合宿のお風呂で、別の女友達と、おっぱいを愛《め》であうことをした。本当のことを言うと、自分は胸が大きくないことをコンプレックスに感じていて、共同浴場とかが好きではなかった。知り合いがいるほど嫌だった。しかし仕方がないので入ってみると、しかも瞑想の後に入ってみると、どんなおっぱいもいとおしいのだ。感覚の世界、意識の世界では、見た目は関係ない。どんなおっぱいも愛される。愛されることに、見た目は関係ない。愛されれば、自分の見た目はこれで完全だとわかる。小さいのもおっきいのも可愛い。どんなおっぱいも愛している。言葉にすると最高にバカっぽい。でもこの幸せな感じと言ったらなかったのである。

どんな身体もうつくしい。

私にいろいろ相談してきたトランスの悩みを突きつめると、自分には人を愛する資格があるのか、愛される資格があるのか、ということ。それは私にとっても問題なことなんだけど、それはトランスに特別なことではなくて、どこにもそういう人はいて、その思いに追いつめられると殺人者になったりするんじゃないかと思う。

——倉田めば

(薬物アディクション当事者/トランス女性)

第四章

浮遊霊よ、表現すればいい

1 インターネットという人災

実行することでしか楽になれない

昨今問題になる「筋違いに見える恨みによる犯罪」や自殺事件は、**恋愛アディクションとほとんど同じ構造を持っていると思う**。結論から言ってみるなら、「恋愛アディクション」のうえ「思い知らせ型」犯行だから、固着した対象と被害者がちがう。恨んだ相手本人に暴力を向けていない。だから筋違いに見える。

固着した対象と、その感情の宛先（被害者）がちがうという点では、自殺とも似ている。この「思い知らせ型」は恋愛において昔からあったタイプの自殺である。当てつけとも復讐ともいう。軽いかたちでは自傷である。昨今ではインターネットがらみで、手が届きそうなアイドルとの「恋愛」あるいは恋愛を利用したビジネスに我を忘れることの延長線上でも、こういう自殺や自傷が起きている。以下に詳述する。

対象への強い感情から離れられず、同時に自分の考え（妄想、妄執、あるいは「その人からバカにされている」など）からも離れられない。強い「好き」も「嫌い」も同じことであり、ヘイトスピーチをやめられないのも同質だと思う。その駆動力、増幅力になりやすいのは、インターネットというメディア、特に匿名で書き込みできるサイトである。

繰り返すけれどアディクションとは、アルコールや薬物や大麻などの物質を使用するしないには関係がない。アディクションが酒や薬のことだと思っていると、ここを見逃してしまう。物質や行為へのアディクションの核心は、「その方法を用いなければ楽になれない」などと思いつめる思考である。その強い思い込みと実行のサイクルがないなら、なんであれ「ほどほどに楽しめる人」にすぎない。このいちばん肝心なところを見落とすと危険である。

誰かに「好き」や「嫌い」が固着して、その誰かが消えない限り自分の心は安らかになれないとまで思ってしまう。そこまでになった人が、一人でその固着を解除するのはむずかしい。人を殺しそうになったことがあるわたしとしては、この「**思い込みの一人での解除**」**はほとんど無理だと言いたい**。実行するか、それを避けるには自殺するかしか思いつかない。

どっちも嫌だと思いつめて抑圧すると、不意のきっかけで暴発する。無差別殺人を起こす気持ちはこんなふうではないかと思ってみる。

第二章にあげた『オブセッション』のコンラッドは、愛した宿命の女を殺すまでは妄執から解放されなかったし、版を重ね数か国語に翻訳されている二〇二二年のノンフィクション『母という呪縛 娘という牢獄』（齊藤彩著、講談社）で描写された母親を殺した娘も同じだろう。

「実行することでしかこの苦しみから逃れられない」という強迫観念は、アディクションの特徴である。だから繰り返すけれども、思いつめる対象が酒や薬物であるのは、むしろ害が少ないとも言える。むしろ間接的に、社会全体への脅威やハーム（害）を減らすかもしれない。

犯罪は起きるまでわからないのだから比べようがないが、人がストレスと折り合うために求めるものをことごとく取り締まって取り上げると、人々を追いつめてしまう。それが犯罪とも関係するのではないか。それに、ある物質（たとえば違法薬物やマリファナ）は厳しく取り締まられて重罰が与えられるのに、似た作用を持つ別のもの（たとえば酒やギャンブル）は、むしろ推奨されたり巨大産業化されたりするのだから、筋が通らない。

思考への固着は最もよくあるアディクション

感情そのものへの強い固着によって犯罪にまで至った彼らは、世間一般に「依存症」として知られた行為――飲酒や薬物使用――には関わりがない。むしろ、飲酒や薬物使用というかたちで出せていたほうが援助につながる機会もあっただろうし、救われる途があっただろう。

この和らげるための行為を世間ではアディクション本体（＝依存症）とみなしているが、これはあくまで二次症状であることは再三述べた。いかにそれがひどい症状となろうとも、本体ではなく二次症状である。だからある種の薬物を所持しているだけで、その人を逮捕するのは間違っている。それに薬物は、感情そのものへの固着から本人をある程度救うものかもしれないのだから。当事者がよく言うのは「薬物を使ってまでがんばろうとした、生き延びようとした」ということである。

最も深いアディクションにとらわれ、それに動かされてしまうのが最も危険だ。最も深いアディクションとは、思考なのだ。最初は強い「感情」なのだけれど、感情を永続的に持つには「思考」の力が必要となる。だからヘイトスピーチにしろ何にしろ、感情的なのに、とても観念的だ。

「生きづらさ」は状況そのものではなく、状況からくる不安や緊張や焦りであり、その身体感覚だろう。これを頭で解釈したものが、「自分はダメだ」「自分には価値がない」「希望がない」などの思考である。これは状況そのものとはちがう。状況に直面していることからくる感覚そのものでもない。それに関する思考である。

インターネットの侵襲性

インターネットは、それが発達していない時代には無関係で済んだ人間を、突然目の前に「関係あるもの」として持ってくるようになった。そしてインターネットにあるものはテキストという純度の高い「思考」であり、これを自分の思考と思い込まないこともかなりむずかしい。

そのうえ画面そのものが光で、向こうから目に入り込んでくるような侵襲性がある。侵襲性の高いディスプレイ上のコンテンツやどぎつい画像と一対一で差し向かう。こうした閉鎖空間で思い込んだことは固着しやすい。脳にこびりつく。

掲示板やSNSではコンテンツは向こうからやってきて、それに反応すると、それに対する他人の反応も即時だ。これは快感が大きく、さらなるアディクションを呼びやすい。もともとすぐに楽になったりすぐに高揚したりという「報酬」が即時であるものに人はハマりやすいのだ。この結果、思い込みは真実のように信じ込まれ、固着する対象となる。

インターネットとの交わりには自分以外の目がなく、止める人もいない。その密室性と情報の侵襲性は群を抜いているし、人類の歴史上なかった状況でもある。この超マスメディアであり個人的なメディアの人格への影響を、研究する必要があると思う。さまざまな事件の内実を目にするにつけ、インターネットという「人災」に人が無自覚、無防備であることに行き当たる。

京アニ事件と「妄想」

京都アニメーション放火殺人事件（京アニ事件）の初公判が二〇二三年九月五日にあった。

これは二〇一九年七月一八日、殺人傷害事件としては日本戦後最大級の三六人の死者を出した事件である。犯人は京都アニメーションの作品や女性監督に憧れを抱き、作品を見たり、インターネットの掲示板に書き込んで女性監督本人とやり取りもしたと主張する。自分も作品を書きたいという希望を持ち、京都アニメーションの賞（京アニ大賞）に応募するなどした。落選するとインターネットのサイトに投稿し、また落選となる。失敗を重ねるうち女性監督や京都アニメーションを逆恨みし、犯行に至ったとされる。
検察側の主張の骨子を、朝日新聞（二〇二三年九月六日朝刊）に掲載されたものをそのまま引用する。

この事件の本質は、筋違いの恨みによる復讐だ。京アニ大賞に応募した作品を落選させられ、小説のアイデアを盗用されたと一方的に思い込んで京アニを恨み、社員も連帯責任だと考えた。
被告の自己愛的なパーソナリティーから責任転嫁をした。妄想に支配された犯行ではなく、完全責任能力がある。

「妄想に支配された犯行ではなく」というところに着目して読み進める。妄想に支配されていないことが「完全責任能力がある」ことの根拠だからである。「統合失調症などの精神病ではない」ということを言いたいのであろう。引用を続ける。

一方、匿名掲示板を通じて、京アニの女性監督と恋愛関係にあるという妄想を抱いた。女性監督から「レイプ魔だ」と書き込まれ、「バカにされた」とも妄想した。

検察側は、「妄想」という語を連発している。ここでは犯人が「妄想に支配されて行動した」

と言っているに等しい。「妄想に支配されたのではない」と冒頭陳述の最初に言っているにもかかわらず、である。検察は妄想という言葉を自分で定義しておらず、その使い方に混乱がある。「妄想によって支配された犯行ではなく」ということを「責任能力がある」ということの根拠としながら、同じ語を「妄想を抱いた」などのように一般的な意味で多用する。こういう用語の濫用、用語と一般語との混同は、司法にも医療にもある。

危険な距離感

その人をよく知っているわけでもないのに、距離感の近い言葉を感情に駆られて無点検に言ってしまう。反射的に出てしまった言葉がテキストに残ってしまって、それを見た人も多いので取り消せない。だから延々と影響が続く。おそらくは面と向かった喧嘩より長く続くし感情的に引きずる。言葉がナイフだとしたら、距離感の近い言葉は深く刺さってしまう。

誰が悪いと言いたいわけではなく、インターネットはこういうことが起こりやすい空間だということである。それをわかっていても、忘れて直情的になってしまう。だとしたらインターネットこそはアディクションしやすい対象であるとともに、アディクションを増幅しやすい装置である。そこでは人は感情的に反応するし、相手やその他の反応がいつも気になるし、反応をしくじったと思ったら思ったで、挽回の仕方をずっと考えつづけることになる。

そもそもハマるようにつくられている

同じ新聞に「大麻所持の疑い部員四人目逮捕」と「IR（カジノ）と依存症対策」の記事がある。依存症はかなりの「巨大市場」となりつつあることを感じる。よく見るとニュースはアディクションの話でいっぱいである。依存性物質のやりとりとその取り締まり、そこからの回復……。大阪へ行くと、IRの宣伝にはあらかじめ依存症問題が起きたときのための連絡先が書かれている。

しかしそれよりずっと規模の大きなアディクション対象は、ここまで述べてきたように、インターネットそのものである。発信者はあの手この手で強いアディクションとアフェクション（愛着）を引き起こす方法を考えていて、それこそがビジネスチャンスなのだ。「ファンビジネス」の多くは、恋愛アディクションをどう引き起こすかを合理的にやっている。納得ずくで恋愛感情に訴えかける発信者もいる。「枕営業」という手法はソフトからハードまで普通に行われる。違法ではないが、人の心をかき乱す。

あるいは、商品に希少性を持たせる、期間限定で煽る、否定的な言葉でおそれを煽る（「○○してはいけない」「失敗する人がやっている習慣」など）、乗り遅れまいとする感情を煽る、など。これらはビジネステクニックであり、ハマるようにつくられている。ビジネス講座で、感情を煽るマーケティングを教えるものも少なくない。

ハマっている人を見ると、「親や先生の愛や注目を誰よりも得ようとする子ども」に見えてくる。最初に愛を得たかった対象を投影してしまう。もちろんわたし自身もハマってしまうときはそうなっている。わかっていても止めにくい。どこかとても原初的な衝動が刺激される。そのサイトへのアクセスをブロックして電源を切り、布団をかぶって目をつむり、耳を覆って眠るくらいしかわたしには思いつけない。それでもそのことについての考えを振り払えない。それが「思考」だ。

どんな方法も効かないほどに、オーバーヒートしてしまう人もたくさんいるだろう。松戸市で、友人と連れ立っての自殺を実況中継した女子高生の事件の背景にあったのは、人気YouTuberへの恋愛であり、当のYouTuberが《私は活動の中でホストのような色恋営業をしていた為、彼女をずっと不安にさせてしまっていました》としたうえで、《この償い切れない罪を背負って、一生を賭けて自分自身の思う罪を償います》と謝罪の言葉を述べている(『文春オンライン』二〇二三年四月一六日)。恋愛アディクションを誘発することを、多数に向けて故意にしていた、ということだろう。

問題は、被害者も加害者も含めてほとんどすべての人がアディクションを引き起こすことや引き起こされることに無防備であるということである。インターネットが関わっていたらなおさらである。そこでは、コミュニケーションのログは残り続けるのだから。

秋葉原事件のインパクト

インターネットがなんらかのかたちでからんだ不特定多数への傷害事件や脅迫事件を、わたしは「秋葉原事件型」と呼んでみたい衝動に駆られる。これらの犯人が秋葉原無差別殺人事件の加藤智大《ともひろ》に共感を寄せるからだ。あのときから新しい型が出てきたのではないか。京アニ事件の青葉真司も、過去に起こした別事件で「秋葉原無差別殺人犯と同じ心境」と述べた調書があるし、黒子のバスケ脅迫事件の渡邊博史も著書で、加藤智大への共感を述べている。

私見では、安倍元首相銃撃殺害事件の山上徹也もこの類型に入る。インターネットで安倍元首相が統一教会関連団体の集会で応援メッセージを送るのを見たときに、彼の中でターゲットが決まった。安倍元首相への恨みは一見筋が通っていそうで通っていない。一方、テロリズムの手段として安倍元首相殺害を使ったのであれば、それはかつてなく要求を世間に呑ませることに成功した例だとわたしは考えている。その後宗教二世問題がクローズアップされて、山上の苦しみはある程度世間的に認知されたからだ。

ちなみに、「国立大阪教育大附属池田小事件（通称・附属池田小事件）」は、執着した自分が身近な人という点だけがちがうとわたしは見る。宅間守被告の調書を見ると、うまくいかない自分の過去を振り返り、三人目の元妻に執着し「『彼女と知り合っていなければ、こんなことにはならなかった」とすべての責任を押し付けて恨みを募らせた」（Wikipediaより）とある。

いずれにせよ、特定人物への強い恨みと、すべての責任をその人物に転嫁する心の動きは同様である。その人物に自分が傷ついたことを思い知らせるために、他の人を害するのである。先述したようにこの「思い知らせ」「当てつけ」の自傷・自殺は昔からあったが、自傷・自殺を自分に対する暴力行為ととらえてみると、他害はこの暴力行為のベクトルがちがうだけなのだろう。

2 浮遊霊が生き霊に変わるとき

スイッチとは何か

黒子のバスケ脅迫事件でも附属池田小事件でも、自分のコンプレックスを刺激するものが自分の存在を危うくする、という感覚が本人にはあったのではないかと思う。自分の劣等感を裏返したような人物に出会ったとき、「スイッチが入って」しまったと黒子のバスケ脅迫事件の渡邊博史は語っている。

黒子のバスケ脅迫事件は幸いにも死者が出なかったせいで、いろいろな事件の中に紛れた感があるが、この犯人、渡邊博史が書いた『生ける屍の結末――「黒子のバスケ」脅迫事件の全真相』（創出版）は、本当の意味で心に刺さるものだった。この手記以上に、自分に起きたことを理解しようとし、その過程を可能な限り記した本を読んだことはない。

自分は社会の「浮遊霊」だった。そんな自分があるきっかけで「生き霊」になったと渡邊は語っている。以下引用する。

自分は「浮遊霊」でしたが、それだけでは犯罪につながりません。「浮遊霊」がこの世に仇をなす「生霊」と化すかはまた別の話です。もし「浮遊霊」となったとしても大半の人は社会からの退場という選択をしますから犯罪には至りません。社会からの退場とは、お金に余裕があれば引きこもりでしょうし、最も選択する人が多い手段は自殺です。

この時点で「埒外の民」であるかはとても重要です。申し上げました通り「埒外の民」は自分が「負け組」になってしまった原因を把握できていません。一方で自分の主観的評価と周囲からの怠け者としての評価の乖離から茫漠たる不満を抱えています。さらにティーンの時代に使われるべき体力が不完全燃焼な状態で残っています。「埒外の民」は不発弾のような状態なのです。ただ実際に犯罪にまで突き進むには、もう一つのハードルがあります。

（同書二六八頁）

実際の犯罪に至るには、このハードルを越えなくてはならない。しかし渡邊は「どうやってハードルを越えたか」というより、「何かがハードルを越えさせた」という語り方をする。殺したいと思って越えるというよりは、何かのきっかけが向こうからやってきてしまうといった感じがあり、そうなると運命の出会いのような話となる。

このハードルについて説明するのは難しいです。脳内のスイッチとでも表現するしかないのです。このスイッチが入ってしまうと「浮遊霊」は「生霊」と化してしまうのです。このスイッチは入ってしまうまで当人にも何がスイッチなのか分かりません。自分のスイッチは「たった一人のスーパーマンに全ての糸を切られたこと」でした。もし糸がそれぞれ別の人によって切られていれば標的を定めようがなくて、結局は自殺という形で社会から逃走したと思います。（同書二六八頁）

「スイッチ」とは何か。すべてが切れてしまうきっかけ、トリガー（引き金）である。スイッチのことを説明するのはむずかしい。自分の存在の存続に対する脅威と言おうか。

わたしにもスイッチが入ったことがある。**自分が止められなくなるスイッチ。これは、自分のことでありながら津波や雪崩を見るのに近い。**自分のことだけれど、止められない。見ようによっては「解離」が起きており、自分のすることをなすがままに見ている。どうして止められなかったのだろうという問いには意味がない。止められなかったのだから。

本当に苦しいことは、このようにバラバラになっていることである。自分と感情がつながっていない。体と感情、行為と感情、動機と感情、結果と感情、すべてバラバラなのである。せめて、感情に固着していることをアディクションと名づけられたら、その状態の危険に気づくきっかけになるのではないかと思っている。

キャラクターが改ざんされ、痛かった

さて、渡邊のスイッチである。自分が細々とでも誇りに思う要素を連ねて、インターネット掲示板で生かしていた人格が渡邊にはあったが、その人格の要素をことごとく持って大成功している人が現実にいた。その人のすることが、何をやっていても目に入る状態になってしまう。その人がいるなら自分には存在価値がない。ゴミ以下だと思える。

> 自分は「黒子のバスケ」の作者氏の成功が羨ましかったのではなかったのです。底辺で心安らかに沈殿して生きることを「黒子のバスケ」の作者氏に邪魔されたと感じたのです。
>
> (同書二六八－二六九頁)

インターネット上に自分がつくった仮想のキャラクターがいる。その同じ属性を現実に生きている人がいたら、キャラクターは存在し得なくなる。嘘なのだということがバレてしまう。他ならぬ自分自身にバレてしまう。だから自分が死んでしまうように思え、耐えられなかった。渡邊博史が言っているのはこういうことである。

たとえばリストラされた人が、命を取られるわけではないのに悲観して自殺してしまうことがある。それと基本的には同じだ。自分自身のように思ってきたようなペルソナが壊れるのは、

痛い。そのペルソナの主戦場が、インターネットに移っている。一般的に「リアル度が低い」と思われているインターネットでこそ、リアルとヴァーチャルの区別がなくなって、結果、リアルなのである。

同じように、秋葉原事件の加藤智大が見舞われたのは、インターネット上につくった仮想のキャラクターが、他人によってキャラ改ざんないしキャラ撹乱されるという事態だった。これは作文が他人の手で書き換えられたとか、公文書が改ざんされたりといったことと本質的には同じことだ。

いずれにせよ、仮想のキャラクターに託した「最低限の望ましい自分」が、他人に邪魔されることで、身体を含む自分の本体にまで危害が及んだと感じるほどに痛かった。そういう事態である。

クッションを持つ者と持たざる者

これは特殊なように見えてそんなに変わった心性とは思えない。同じアイドルの愛好者と一緒にいることを拒否するのを「同担拒否」というが、自分の妄想が他人に邪魔されたくないということである。

人は、自分の妄想をとても大事にしている。同担拒否も今のところ犯罪になるほど表には出ないが、諍《いさか》いレベルではたくさんあるのだろう。ＡＩと結婚した人は、そのＡＩが破壊されたら人殺しが行われたと同じに思い、壊した人を強く恨むだろう。場合によっては殺すかもしれない。

考えようによっては誰かを愛することだって、友情だって、妄想に似たような理念の作用がなければ持続はむずかしい。動物には妄想も妄執もないが、愛も友情も続かない。思うに人間の妄想は自分の心の大事な居場所であり、自分の心を守るためのものだろう。ゆえに人間は妄想の対象を大事にしているし、妄想すること自体を、大事にしている。

誰しもに同質のことはありうる。人は、基本的な質としては大きく異なっていない。たしかに妄想が壊されたといっても犯罪にまでは普通ならない。けれど誰かはやる。大多数はやらないにしても。

では、犯罪に至るのと至らないのとでは何がちがうのだろう？「本人に与えられた設定」がちがうのである。

クッションみたいな緩衝帯を多く持つ者と、少なくしか持たない者がいる。これは本人のせいではない。**他者から肉体を受け、他者から文化を受けているのだから、自分の自由になるものではない。**多くはそれに気づいた時点で自分にできることを考えるが、それに気づけないほどの「持たざる者」が存在する。

渡邊博史は著書の中で自身の「持たざる」ぶりについて詳しく書いている。自分を守るクッションや緩衝帯がどこにもない。先生はおろか親も苛烈ないじめから守ってくれず、むしろ自分から安全を奪っていた。かろうじてインターネットで少し架空の自分を持つことで、生き延びていた。これは、第一章で説明した緩衝帯としてのアディクション行為といえるかもしれない。自分の命を守る営為だった。

俗に依存症といわれるものが「緩衝帯が日常を上回ってしまう状態」だとしたら、渡邊のような事態は、逆に緩衝帯の機能があまりに弱い状態といえるだろうか。いくつかの条件が重なると、緩衝帯を貫いて痛みが実存にまで至ってしまう。

「努力すれば報われる」という考えが、この世界では宗教というほどに強く染みついている。その結果、「自分は持っている緩衝帯が極端に少ない」ということには自分では気づけない。それゆえ、努力しようと思うまでの力が出てこない。その発想を自分からは持てない。

「普通」へのアディクション

犯罪の背景を調べていると、犯人の親たちに「普通」へのアディクションがあると思えることが少なくない。異常なほどの厳格さで彼らが守ろうとしているものは、意外なことに、普通さでないだろうか。山上被告の親が信仰していたカルト、統一教会にしてもそれが言える。

億を超える献金をすることの尋常でなさが取り沙汰されることが多いが、その陰にあるのは、あり得ないほどの「普通の家庭」を称揚する教義の世界観なのだ。それが「理想の家庭」だった。父がいて母がいて、親は子を正しく導き、子は親を敬い、年ごろになったら疑いなく結婚して親たちと同じ世界観の家族をつくることが幸せだと思い、その世界観を福音として広めていくことを期待されている。見ようによっては教育勅語とだって大差ない。

また献金が異常とされるが、その世界観の中での出世を競ってお金を出してしまうのは、推しのホストをナンバーワンにしようとしたり、そのホストに愛されようとシャンパンタワーに払いきれない多額の金を積むのとどこがちがうのか。ここでは質的に突飛なことが起きているわけではなく、**ごくベーシックな感情が歯止めを失って雪崩を打っている気がするのだ。**

そのベーシックな感情とは愛であり、すべてのアディクションの基本は恋愛アディクションではないかとわたしは思う。その陰には「この愛を得られなければ自分は無価値」という思考がある。その思考が、焦りとなり不安となり、動悸や神経症などの身体症状をも引き起こす。ゆえに、恋愛アディクションに類するものを誘発することは、昔も今も、そして今は特に、最も大きなビジネスチャンスとなりうる。

誰もが愛されたい、愛したいと願っている。多くの人が愛に飢えていて、それを埋めたいと願っている。その気持ちはごく当たり前で、尊い。ゆえに利用もされやすい。利用する側も、利用と本気の区別がつきにくくなって、危うくなりやすいしエスカレートしやすい。

「普通」「当たり前」を顧みることはむずかしい。こうすればこの世界でうまくやっていける、こうすれば愛される、という「最適解」が示されているように思うとき、それに抗することはなかなかにむずかしい。まして、金を出すことでそれが手に入るように感じるとき、やはり抗することはむずかしい。また、実は多数派であるに過ぎない価値観が「普通」に見えるとき、それに背を向けて自分なりの価値観を探し進むことはむずかしい。

その普通の基準に疑いを持つ人でさえ、疑っているあいだに遅れることを恐れて「疑いながら従う」という二律背反を行う。そして多かれ少なかれ、病気になる。

渡邊博史の父親は、息子の成績が上位ではなくなったことで、寝ている息子に馬乗りになって殴ったという。少し成績が落ちることが、普通さの「圏外」になることであり、彼としてはそれが耐えられなかった。学校の成績、つまり進学のための成績が、父親にとっても母親にとっても絶対指標なのであり、それ以外のものは「逸脱」としか見なせない。一方で、息子の切実な願いであった「鼻の病気の治療」と「将棋を学ぶこと」は普通ではないと却下する。普通でなければ愛する価値も愛される価値もない、と言うかのように。

親が悪いと言いたいのではない。この親も特定の価値観への固着度合いが病の域に達していて、他のものが見えないだけだ。しかも**その固着対象は「普通」であり、悪くは見えないからこそ、このアディクションはむずかしい**。その社会の規範として何が優勢であるかにもかかわる問題である。

3

生き霊を社会が引き受けるために

責任よりresponse-abilityを

やったことは彼らの責任である。が、彼らばかりを責めていいのか。犯罪を犯した者が罪を償うことは必要だが、それが単なる断罪を超えて本当の「贖罪」となるべき社会プログラムは必要だし、そのためにも加害者の心を理解することが必要となる。

そもそも加害者と一言でいうが、虚心坦懐に考えれば、犯罪になるまでに誰かに固着する執心は、本当に苦しいものである。その固着のために建設的なことが何もできず、時間も浪費する。そうしなければならなかった理由は何なのか。

犯罪は、もしかしたら彼らにとっては二次症状ではなかったのか？ 犯罪に至るまでに何かに固着してしまったのをアディクションと考えるなら、そう言える。つまり一次症状があったはずである。一次症状とは「生きづらさ」である。それには個人的要因と社会的要因の両方があるだろう。

わたしたちの社会の産んだ問題はわたしたちすべての問題である。そう思ってみるより改善の糸口はどこにもない。わたしたちの社会に生まれた「生き霊」には、わたしたちにも責任がある、と。

とはいえわたしは「責任」という言葉は嫌いだ。「自己責任」という言葉で、政治その他の怠慢をなかったことにするのはもっと嫌いだ。責任というよりここは英語のresponsibilityを語ってみたい。それはresponse-abilityすわなち「呼応できる力、対応できる力」である。

アイヌの語り部が話してくれた儀式を思い出す。悪いことをした者が共同体にいたら、その魂を救おうと徹底的に合議するのだという。自分たちの共同体の構成員が悪に堕ちたとき、自分たちの中にある「対応できる力」を思い出し、それを使って可能な限り、悪いところに堕ちた同胞の魂を救おうとする。

現代社会に必要なのもこういうことではないのか。現代ではこうした機構は政治や社会に失われて久しい。しかし、表現の世界には色濃くあるのである。

必要なのは夢幻能

今この世界に必要なのは、『魔法少女まどか☆マギカ』で描かれたようなことなのだ！と不意に強く思った。『魔法少女まどか☆マギカ』は小説／アニメで、その核にある仕組みは、わたしが思うに「夢幻能」である。

夢幻能とは、執着を残した魂の成仏と鎮魂を祈り、舞台の上でその「儀式」を執り行う能の一形態である。能は鎮魂の芸能といわれるが、それでも本当にそれができる役者や脚本は稀だ。一度それが起きたのを見たことがある。笠井賢一の新作夢幻能、福島の原発事故と第二次世界大戦のアウシュヴィッツを重ねて描いた『鎮魂』で、シテの観世銕之丞《かんぜてつのじょう》が、さまよえる魂――身元不明の遺骨たちが謡《コロス》をしていた――たちを連れて仏となる世界へと導いていったのだ。


遡って、わたしが『魔法少女まどか☆マギカ』を詳しく知ってみようと思ったのは、一人のアディクトが開けてくれた扉からだった。この原稿も大詰めのときに、かつての幼馴染に連絡をもらったのだ。友達はこう言った。

「俺、赤坂の書いているアディクションなんだ」

彼はわたしにこれを告白したかったのだと思う。面白いのは、アディクションの話を介して、彼とは長い空白期間がなかったかのように話ができたことだ。いつもは恥に思うようなそのことを、単なる事実として、誰かに告げて受け入れられること。それは深いところで人を結びつける。わたしがアディクションを価値判断なしに書いていると思い、彼はアディクションのことを言いたかったのだろう。わたしもまた、弱さの開示をしてくれた幼馴染と心を開いて話をすることができた。自分の書くことが誰かを少しでも楽にしていたのだったらよかったと思えた。

それからわたしたちはダルクやＡＡの話をし、田代まさしの話なんかをした。

「みんなが力石徹みたいに一滴の水を我慢できない」と彼が言った。

なんて詩的な表現をさらっとするのだろう。階級下の矢吹ジョーと対戦したいがために、無理な減量をするボクサー力石徹が、渇ききって水を渇望する様《さま》に、アディクトの心をたとえる。

なぜアディクトは詩人なんだろうとわたしは考える。昔のシャーマンが今の詩人であるというジョーゼフ・キャンベルの指摘に従うなら、詩人はシャーマンの末裔であり現代では生きにくい彼らが、生きにくさを紛らわしてこの世にいるための方便――それがアディクションなのかもしれない。

「原因があって心身のバランスを保つためにアディクトになった、たぶん」

彼は言う。

「十代から強迫観念が強かった。断ち切ろうとしたらアディクトになった」

そうだったのか。互いに知る由も打ち明けるかかわりも当時なかったのだけれど、同じような苦しさがあったのか。

「小六かな、当時は強迫神経症なんて知らなかった。ガスの元栓締め、過度の手洗い、頭によぎる強迫観念！　家族や友人にさとられたくなかった」

生きづらさを、さとられずになんとか自分でコントロールしようとして、コントロール手段にコントロールされてしまう。これこそがアディクションだ。

その彼が今ハマっているのはスロットで、そこから知った『魔法少女まどか☆マギカ』の話題をわたしにしてきたのだった。

呪いを解く巫女、まどか

わたしは『魔法少女まどか☆マギカ』は数話見ただけで、そんなに夢中にはならなかったが存在は知っていて、すごい作品だという認識はあった。以下、わたしの解釈をまじえた概要を書きたい。

前提として、すべての社会には昔から巫女《みこ》的存在がいて、共同体が願うことを彼らが叶えてきた。穢《けが》れを祓《はら》ってきた。奇跡のようなことを起こしてきた。

共同体は、巫女のようなシャーマンのような存在を必要とするのである。ただ、その奇跡には代償が必要であり、『魔法少女まどか☆マギカ』では魔法少女がすべての魔法の力を使い果たすと魔女になってしまう。そして魔法少女が戦ってきたのは魔女なのだが、その魔女こそ他ならぬかつての魔法少女の変わり果てた姿であり、自分もやがてそうなる存在なのだ。倒そうとしたものに、自分がなってしまう。そしてかつて自分がそうだった魔法少女に倒される存在となってしまう。

鹿目《かなめ》まどかはただ一人、世界のその構造を知る。そして願う、「そもそもが魔女が生まれなくてすむ世界をつくりたい」と。しかしすでに魔女はいる。魔女となった者たちは、この世に強い怨念を持つ存在である。祟り神である。まどかは無数ともいえる数の魔女の怨念を、一人ひとり解こうとする。

そんな途方もない望みが叶ったときには、まどかは人間であり続けることはできない。宇宙に溶けて遍在するような存在となってしまう。宇宙に溶けてしまったら誰からも忘れられる。しかしまどかを強く愛している別の魔法少女、ほむらだけはまどかのことを覚えている。

社会が生き霊を産まないために

「浮遊霊」だった自分が「生き霊」と化して社会に仇をなした――。

黒子のバスケ脅迫事件の渡邊博史の自分語りは、まるで『源氏物語』のようだと思ってしまう。『源氏物語』は権謀術数渦巻く宮廷の呪術合戦のようにも読めるのだが、そこでいちばん強い呪力を持ち人を呪い殺せるのは、他ならぬ人の生き霊なのである。

渡邊が共感を寄せる秋葉原事件の加藤智大に対しては、一般社会にもわたしの周りにも、今でも共感を語る人がいる。ごく普通に見える人でも、鬱憤や、いわく言いがたい不安や恐怖を溜めていて、その理由を自分以外に求められず、社会に訴える回路も見出せず、一人でプレッシャーに耐えて押し潰されそうになっている。渡邊の言葉でいえば、浮遊霊になりかけている。

自分にもそういう心情のときはあった。たった一人で社会からぽつねんと切り離されている感覚。自分にたまった疎外感や鬱憤がいつか暴発してしまうのではないかと自分で怖い感覚。

そこで何かに押し出されたら、あるいは何かのはずみですべてから完全に切れてしまったと感じたら、反転して社会すべてを恨んで実際に祟るような「生き霊」にまでなってしまったかもしれない。

渡邊博史は獄中で内省して、「しかるべき大人が、あなたの認知は歪んでいると教えてくれたならばよかった」と述べている。この言葉をもっと重く受け止めるべきではないかと思う。彼が出会った大人の誰一人としてそれをしなかったのだし、おそらくは大人たち自身がそういう発想を持てなかったということだから。

逆に、端的にそれをして一人の少年の軌道を修正できた例をわたしは見たことがある。文化学院という高等課程のある学校に勤めていたときに、認知が歪んでいる男子高校生に「あなたは認知が歪んでいる」と教えた女の先生がいた。彼女は何度でも諦めずそう言った。男子高校生は必死に彼女から学び、生育歴のつらさと認知の歪みから出ることができた。

実際には、生き霊にまでなる人は存在する。なってしまった人も。知らないうちに自分の認知が歪んでいたため、そしてもともと持っていた安全ゾーンが少なかったために、「浮遊霊」を超えて「生き霊」にまでなってしまった。もちろん本人がそう望んだわけではない。そうなってしまった哀しみがある。獄中で作家になった死刑囚・永山則夫が言った「無知の涙」のようなものだ。

カムイノミの儀式を持つアイヌならば、そういう魂を彷徨いから呼び戻すのは、社会全体の責任と考えるだろう。現代先進国にはそれがなくて、『魔法少女まどか☆マギカ』のような夢幻能にも似た大衆的な表現作品だけがある。

いや、もっと積極的に、自分で自分を救い、仲間と助け合う儀式のようなものが、切実に必要になっているとわたしは思う。

肉付きの仮面を剥がされた痛み

大規模な犯罪を起こす者にインタヴューすると、たとえ本人に非正規雇用の不安があったとしても、「社会的なことが原因ではない」と答えることが多い。渡邊博史の本を読んでも、「もしかして社会的な要因が自分に関係すると認識する発想さえないのではないか」と感じる。秋葉原事件や黒子のバスケ脅迫事件、京アニ事件などの調書を読んでいても、自分の条件の悪さが、「持っている安全ゾーンの少なさ多さ」のような個人の感覚としては描写されても、社会問題とは認識されていないように感じる。

しかし虐待などと相まって起こる学歴の低さなどによって、社会の「正規」ルートからはじかれているのだとしたら、それは構造的な問題でもある。そして非正規ルート正規ルートを問わず、社会が求める労働は過酷なものになっている。それなのに個人の心象だけが前景化しているのはなぜなのか。個人の生育歴がつらかったのは読めばわかるとして、社会への言及がなかったり、あまつさえ否定したりするのは不思議なことである。

本人による本人の解説を読んでも、社会とは関係のない、むき出しの心を見ているような気がしてならない。いい悪いではなく、そういう時代なのかもしれない。

インターネットはむき出しの内面なのだ。仮面を付けているのであっても、生まれてこのかたずっとその視界であれば、それが自分と思える。つまり自分が仮面を付けているとは認識できない。生まれてからずっとその視界なのだから。

いや、仮面を付けて生きなければいけない「この世」に対して、インターネットの内面世界のほうが、とりつくろわない「素」に近いのかもしれない。そうであるなら、そこに加えられた攻撃やいじめ、いじりは、本質的な脅威であり恐怖であり攻撃と感じられるはずだ。そして**自分で付けた「素」という仮面を壊されたとき、怒り狂って暴走する**。

これは人間の根源的な反逆である。それをもし創造的に使えたなら、大きな可能性を秘めているのではないか。

4 表現への渇望がスパークする

仮面を付ける技術、外す技術

前章で紹介した平山剛志は、心に働きかける身体技法を追求している人でもある。仮面のパフォーマンスをする平山は、仮面を外す身体技法を開発して、文学フリマなどで販売するアートブックで紹介している。

まずは、「妻の顔」や、「会社での立場」というような、固着してしまった「ペルソナ（仮面＝社会的役割）」を外す試み。

次にそれを応用して、嫌な人や嫌なことと対したときに「嫌な感じ」が自分に固着するのを防ぐための仮面の外し方。

嫌なやつを考えたときの嫌な感じ。そのときに生じた顔を「仮面」とみなし、身体的な感覚とともにそれを外す。全身に現れるであろう嫌な感じを顔に凝縮させて、取れるものにするとも言えるだろう。**散らばっているものは取りにくいから顔に集めて取る**。さすが仮面のパフォーマーの発想だとも思う。こんな発言には希望を感じる。

本書のテクニックに社会的メリットは何ひとつない。だけれども、〔中略〕こころ、身体は輝きを取り戻す。社会はあなたのことを誰も知らない。だけど、宇宙は皆あなたの事を知っている、そういう幸せはある。

（アートブック『魔神魔神』より）

太古、人の身体とは、宇宙と直結したもののはずであった。ずっと太古の昔から行われてきた仮面劇とは、別の世界への扉を開けて、別の世界の力そのものを一時的に（仮に）自分の肉体にまとうような営為である。これは、個人や人間集団の深いところが欲求することではあるが、宇宙や神に匹敵するものを付けっぱなしにすることは、やはり人間の身体を害する。常時神をまとうことは人のキャパシティを超えて、健康には害がある。なので、エネルギーや固着を外すという行為もまた儀式的な明確さで行われる必要がある。

今や一般人にこそ、こういう儀式は必要だ。その必要は増していているとも言える。昨今は仮面を付けていることさえ忘れ、それに固着しきって、仮面の自分に駆られ自分の本体を破滅に追い込むことさえめずらしくないのだから。

儀式的なまでの明確さで、外す動作と付ける動作をすることが、身を守る作法として必要になってくるだろう。

まれびとのフィーリング

平山が劇場空間でするのは主に仮面の舞謡のようなもので、異性装である。異性になりたいというより、他者になるときに本能的に異性装をする者がいるように思う。我が国における芸能の祖とされる出雲阿国《いずものおくに》は異性装である男性装をはじめにした。平山がまとうのは女性のランジェリーっぽい衣装に長い髪の鬘《かつら》と、仮面。

仮面は二つ。まず「ソシエダ順子」は黒っぽい、虚空のような目と口をもつ埴輪のようなそれで、これはわたしにはどこか被爆者のケロイドの皮膚と穴だけになった目鼻を思わせもするのだ。もちろん被爆者とは世代が遠い。が、ほんの数十年遡った歴史をきれいに忘れられる民族のほうが本来おかしい。どこか歪んだ歴史を選ばずして選んだような日本の歴史が、胸の奥に痛みとともに打ち込まれるような顔であり、その歴史を許してくれるような顔でもあると、いつも思う。

もう一人「雪月花子」という人物の面は、泣き笑いとはにかみを同時にする能面のようで、これも好きだ。見ていていずれも飽きない。そう、本当に魂のある仮面は、仮面だけれど役割が固定していない。表情も変わる。

女装の男だがまったく倒錯して見えないことがこのアーティストの特徴だ。女装者に見えない。男に見えるわけでもなく、男も女も超えて、強いて言えば巨大な母性のようなフィーリングがあり、大地そのもののようであり、どんなに害そうが汚そうが、ほぼ無言で息づく惑星そのもののような重力がある。

そして「まれびと」のフィーリングがある。まれびとは民俗学者の折口信夫が指摘したことで、春の訪れや祭りなどにどこからともなく祝福にやってきて、去っていく存在である。同じく前章で紹介した松田博幸もそうだが、平山剛志にもネタがあるわけではない。演目はいつも同じといえば同じだ。仮面を付けてどこからともなくやってきて、舞い、声を発し、仮面を外し、また付け、床に散った光の球を籠に拾い集めて帰っていく。

でも、どの一回も目を離すことができず、全身でそこに立ち会って同じ空気の粒を吸うように、見てしまう。神楽《かぐら》が毎回同じでも見てしまうのと一緒のことで、見るというよりは全身の体験なのだ。体験するたびに、人間にはこういうものが必要なのだという実感にふるえる。終わって、何があったのか何を見たのかを言おうとしても、決まってうまく言えない。

トラウマを癒す儀式

古典芸能の要諦は、反復だ。反復であり儀式であると思う。自然はすべて循環する時間の中にあり、同じことが少しずつ変わって繰り返されるからである。だが、現代を生きるわたしたちがこの反復の儀式性を必要とするのは、また別の要請があるように思えてならない。

傷ついた人が、自分を癒すために同じことを反復すると聞いたことがある。研究がされているのかは知らないが、経験的にこの話はよくわかる。わたしは性的なショックを受けた後に、一時期自分の左手ばかりをペンや筆で描いていたことがあった。その時期は同時に意識的に同性ばかりの集団に行って猫のようにただごろごろ甘えさせてもらったりして癒えた。そして毎日左手の絵を描いていた。それを話してみると、トラウマの後に同じ夕日の写真を毎日一枚、撮りつづけたと教えてくれた人もいた。

繰り返しをしながら少しずつちがっていくものに、大きな安心と昂揚を覚える。

わたし自身は、もっと大きなトラウマとして、魂を落としたと思うことが少なくとも二度ある。一度は思春期で、もう一度は青年期のはじめだった。一六歳で外国に一人でやられ、二二歳で父親が家を抵当に入れたと同時に病死した。トラウマを受ける年齢としては、いずれもクリティカルである。思春期の外国体験は特に大したことがなく聞こえるかもしれないが、同様の条件で統合失調症を発症した人を、異なる世代で個人的に三人知っている。

わたしは魂を落とした。半分くらい、死んだ。これを呼び戻したくて危険なこともした。いや、魂を落としたとも気づいておらず、やけに活性が低いことだけを自分は感じていて、なぜ自分は周りみたいに楽しめないのかと思っていた。感じたくて、麻痺している自分をどうにかしたくて、極端なことをしたのだった。

魂を落とすという概念は世界中の神話や言い伝えにあるだろうが、日本で有名なのは沖縄だ。マブイと呼ばれる魂が人間には、三個だか七個だかあって、過半数落としたらその人は死んでしまう。ひどくびっくりしたときや傷ついたときなどに、マブイを落とす。そうしたらユタと呼ばれる民間シャーマンのところに行って、マブイグミと言われる儀式を、できれば直後に行う。時間が経ってもやったほうがいいという。

これは迷子になった魂を呼んで戻す芸能的な所作の儀式であって、近代的自我から見れば茶番かもしれない。魂の実在を立証できた人はいない。けれどこうした儀式は人間の実存に効くのである。

平山にトラウマと言われるものがあるのかは聞いたことがない。朗らかな人で、とりたててそういう話をしたことがない。ただ、過酷な環境だったことは想像できる。典型的なアル中家庭だったと言うし、父があまり機能しなかったり、そういう中で母子密着が強かったり、親戚間で宗教がらみのトラブルやそれにつきものの金銭トラブルがあったりし、おそらくは教育なども半端になったのではないかと推測する。

平山は「人の中には、ここぞというときに現れて人生を台無しにするような」力がある。と言う。それは自分の中にあるのだけれど、血の中にあって、ここぞという時に現れて人生を台無しにするような何かがあり、その何かに、自分の人生も台無しにされてきたと彼は言う。父も母も、それに人生を台無しにされてきた。それを世代連鎖と呼ぶのかもしれないが、それを誰かに連鎖させまいと思うことより、まず自分が連鎖から離れて立たなければいけない。**人はまずは自分を救わなければならない。**

自力と他力の組み合わせ

人はまず、自分を救わなければならない。その姿が、他人を救うこともある。

仮面のまれびとはどこからともなくやってきて、そこここに散らばった光の〝たま〟(魂)を籠に拾い集めて帰っていく。籠の中に拾い集められた〝たま〟が内から発光しているのを見ると、言いようもなく安心する。わたしの魂は回収された。取り戻された。気のせいではなく全身で安堵する。

自分を救えるのは自分だけ、というのは、半分正しくて半分正しくない。

自分を救う決心は、自分にしかできない。病んだままを選ぶ自由も人にはある。両方ある中で、自分を救うという決心だけは、自分にしかできない。

そしてなんとしても自分で自分を救おうと決めた後、自分でできることは、案外ない。大切なのは、自分にできることをしながら、待つこと。待てるということ。波が来るのを、恩寵が差すのを、あるいはまれびとと出逢うのを。**それは外からしか、やってこない**。

自分は、決して自分一人では、救うことができない。そのために、芸能もパフォーマンスも技法も瞑想も自助グループも、何もかもがある。もしかしたら仮面劇もそのためにある。

仮面劇とは本来は、人が自分を超えた力にゆだねることである。異形のキャラクターにひととき身をゆだね、そうして日常へと帰っていくことにいちばん救われているのは演者の平山自身だったのかもしれない。

アディクションとは、自分が適応のために付けた嘘の仮面を壊そうと、内から呼び込んだ力のように思うことがときどきある。本当はそこまでして自分は自分を救いたいし、自分は自分を愛しているが、その力が自分をも凌駕してしまうことがある。破壊してしまうこともある。それでもそうせずにいられないほどに自分は自分を愛している、本当は。

AAでは、自分を救おうと決めたそのときに、ハイヤーパワーを人生に招き入れると決める。キリスト教とは関係ない。自分の考える神である。自力と他力の組み合わせ。

自力でコントロールできなかったのがアディクションだった。そこから出ようと決めたとき、自力はすでに効かなくてこうなったのだから、諦めなければならない。自分は無力である。自分に対して、問題に対して、無力である。そう認める。いわば諦めるのが最初のステップだ。個人を超えた力、ハイヤーパワーを、信じられなくても信じることを始めるが、それが顕現するときは、「他の人間を通して」しかありえないのではないだろうか。

AAにはこんな寓話が伝えられている。


一人のエスキモーが吹雪に遭い、戻る方角も見失って力つき倒れた。エスキモーは、もう神に祈ることしかできず必死で祈ったが神は現れなかった。遠のく意識の中で、目を凝らすと吹雪の中を誰かが歩いてくる。もう一人のエスキモー、だった。エスキモーは助かる。神はいたのだった。

＊「エスキモー」は現在、差別的な呼称とされイヌイットと呼ぶのが通例だが、古く口伝で伝わる寓話なので、エスキモーのままとさせてもらった。

スパークする表現への渇望

犯罪者の手記を読んでいてある意味感心してしまうのは、犯行を決めてからのクリエイティビティである。人が変わったように発想が次々にわき、それを実現するための作業を次々にこなす。努力もする。鬱々としていたことが嘘のように。完全に赤字の行為なのに、それも厭わない。

誤解を恐れずに言うと、そこに生き生きした喜びのようなものを感じてしまう。ここから人生を始めたいと思うような充実感を、もしかしたら味わっていたのではないか。ここで運に恵まれていれば、犯罪を未然に止めることができただろう。

アディクションとは、「実行しなければ楽になれないと思い込む症状」でもある。不幸にも実行してしまった人はいた。犯罪そのものを表現だと思ってしまったふしもある。自分ではコントロールできなかったし、誰にも軌道修正されなかった。

そのことを痛ましく思うが、犯罪の準備段階で発揮される創造性にわたしは表現への欲求、渇望を感じて苦しいほどになる。まるで学園祭の準備のようなスパークだ。こんなにも自分の思いを表現したいのだと。

間違ったことを思い込んでしまったかもしれないが、なんにせよ表現がしたかったし、今まででできなかった。たとえ間違ったと言われる目的だろうと、そのために自分の抑制を外したときに、こんなにも自由な発想と自主性と行動力がある。そんな自分のことを、自分で好きだったのではないか。

人生が崩壊しようとするときにだけ、誰にも邪魔されなかった自分が現れることができる。そんなことがある気がする。

それを平時に起こすことはできないか。安全に。それが今のわたしの主な関心だ。

創造性において生き延びる

表現を望んでいるのは、小説家志望でアイデアを盗まれたと思い込んで犯行に至った京アニ事件の青葉被告だけではない。彼は表現を職業にしたいと望んだだけだ。ならば初めは親しい少人数で見せ合い、励まし合えたらよかった。

多くの者が誤るところなのだが、最初にコンテストの入賞や、大人数に見せることを目指すと、潰れやすい。表現の情熱そのものをなくしてしまうことにもなりかねない。結果的に大人数に見られたり認められたりすることもあるし、あってもよいのだが、それにはいきなりの大きなストレスがついてくることも知っておいたほうがよい。

無自覚なうちに大人数の目に晒されてしまった人には、それはそれのケアが必要なようにわたしは思っている。急激にスターになった人間も心のバランスを崩しやすい。最初は、信頼できて批判や細かな批評をしない一人の人間、ないし五人以内くらいまでの小グループで、表現を見せ合うのがよい。

「表現をしたい」という叫びを見過ごすことはできない。インターネットの掲示板で架空のキャラクターに身をゆだねることにも、わたしは表現への欲求とクリエイティビティを感じる。仮面劇や仮面祭祀がそうであるように、一時的に自分とちがう、自分を超えた存在に身をゆだねることで、魂を賦活する行為であったはずだった。望むキャラクターになって、そこから力を得て、また日常を生きる力をもらうはずのものだった。

しかしキャラに固着しすぎて、それが攻撃された際に自分自身への攻撃と感じてしまった。鬱積した怒りや悲しみが爆発してしまった。「不細工スレの主」(加藤智大)になることにせよ、自分をあるキャラクターに仮託することで表現をし、それによって生き延びていたのだった。

表現活動は、生き延びるためのアディクションだった。従来は酒や薬物やギャンブルのアディクションで生き延びる人が多かったが、現在、インターネットの仮想性の中で生き延びようとするアディクションの人が多くなっているように思える。

それはとりもなおさず、「本当の自分を生きられない」状況に対して、創造性において生き延びようとする希求である。いや、従来からのポピュラーなアディクション、お酒や薬物も、「本当の自分を生きられない」ことへの自己憐憫としてあるような気がしてならない。

表現すればいい！

だったら表現をすればいいのではないか？ 素朴にすぎることをわたしは言うが、素朴にすぎることほど真剣に言っている。

「表現したいと思って表現ができたらそんな簡単なことはないんだよ！」という反論があることは承知している。が、その反論は、表現を商業活動と結びつけて、それができる人は一握りだと言っているにすぎない。表現と職業とのあいだに本来関係はない。

表現は万人のものである。これは綺麗事でもなんでもなく、表現とは人の中にある自然な衝動であり、力である。それはお金になるとかならないとかの以前に、生きるために、生命力そのもののために必要なのだ。いや、生命力そのものなのだ。それを発揮せずにいると健康を害する。アーティストだけでなくすべての人がそうである。自分の表現を抑圧すると病気になる。病的なアディクションになるかもしれない。

わたしが物書きとして不幸だったと思うのは、アマチュア時代を持たなかったことである。書く楽しさ、書くことによって友達ができる楽しさというのを、わたしは知らずに商業活動したからだ。また、アマチュア時代を持ったなら、もしかしてわたしは物書きではなく他のものになったかもしれない。物書きがいちばん好きというよりは、そこである程度承認されたから、執着したとも言える。ものを書くのが好きだと思えたのは、比較的近年のことだ。

いきなり商業活動をしたことからくる表現にまつわる苦しみを、わたしは長いこと持っていた。それが主たる理由ではないが、しかしそれも遠因として、自分が本当に壊れるまでは、表現というのが自分や人間を癒すために使えるのだと知らなかった。

表現の自助グループとは

わたしが自助グループ的なものにつながったのは近年のことで、アディクションのそれではない。そもそも、自分がある考えにとらわれるのがアディクションだと思い至れたのは、事後のことだった。瞑想によって思考へのアディクションが自分に起きていたと思い知ったのだった。

その後に出会ったある種のアートセラピーを通して、わたしは自助グループに出会った。それは創造性の開花プログラムともいうべきグループで、明言はしないがAAを下敷きにしたものと思われる。

ジュリア・キャメロンというアメリカの作家が開発したもので、彼女自身がアルコールや薬物へのアディクションからAAへと導かれた経緯がある。「アーティスト・ウェイ」と呼ばれるこの方法は、AAの12ステップにならってか、12週間のプログラムである。

人間は、愛されるために承認されるために成功するために、さまざまなことを偽り抑圧して生きるが、そこで抑圧された大きなものに「創造性」がある。創造的であることは、効率至上のこの世界であまりに子どもじみて見えたり、無駄に思えたり思われたりして、多くの人がその欲求を隠してしまう。あるいは創造性は特別な人にだけ許されたものだと思い込む。しかしそれは誰にもある欲求であり、生命力そのもののような自然な力なのだ。抑えていると、その不具合を何かで表現しなければならない。それがまさにアディクションだったりもする。

創造性は自然な力だから、押さえつけることは不健全である。創造性を開花させることは人間をトータルで生き生きした存在にすることにほかならない。本当の自分を隠して愛されようとする痛みや悲しみが、各種アディクションの原因となってきたとするなら、アディクションへの対応プログラムが創造性に応用されるのは、理にかなった、本質的なことであるとわたしは感じる。

人は誰しも創造的になりたいのだが、創造性を抑えるようになった理由の多くは、成長のどこかで笑われたりけなされたりして、恐れるようになったからだ。そして表現することを抑えたことが、生きづらさとなったからだ。表現をするとは、自分の深いところを出すことだ。誰もジャッジしない場でそれを出せることは、希望にも癒しにも勇気にもなる。

また、12ステップを下敷きにしたプログラムのいいところは、どういう段階でどういう困難や邪魔が出てきやすいかという「体験の集積」があることだ。これはアディクションから出ようとするときでも、創造性を取り戻そうとするときでも共通する。人間が本質的に変わろうとするときに遭遇しやすい困難や邪魔が書かれていて、法則性がある。人間心理の時間をかけた観察結果のようである。

これは人間というものを知るのに役に立つ。胸を打たれるところがある。誰にでもある弱さがあり、誰にでもある幸せへの希求がある。アディクションは一つの「極値」であるが、極値とは普遍性の煮詰まったものなのである。

「つながり」という言葉では表現できないつながり

自助グループとは、人生に困って行くのでなくていい。そうでもいいが、そうでなくてもいい。人がもっと気軽に自助グループに行くようになったら世の中の問題が減るとわたしは思っている。そして、わたしが参加したようなグループ、自助グループを下敷きにした、やりたいことのためのグループというのもよい。それも多かれ少なかれ困りごとを含む。

先に書いた「表現のための自助グループ」は、アディクションのためのものではなかったが、そのグループの中で、ワークをしたり雑談をしたりしているうちに、「実はパチンコ・アディクションで、でもなぜか負けるとホッとするんだよね」「恋愛アディクションで……」「カードローンが破綻しそうで……」などとポロリと漏らす人が、また多かった。みんな多かれ少なかれ困っていることがあったし、このように弱さをも出して同じ場にいられたとき、年齢やつきあいの長さとは関係ない深さにおいて人と共にいることができた。

わたしは、パフォーマンス・アートの集まりも、自助グループの一種のように感じている。誰にも裁かれない場。助け合ったり、マテリアルを融通しあったり、メイクしあったり、そんなことを言葉を超えた次元ですると、「つながり」という言葉では表しきれないつながりを感じる。

本当のことは、ポロリと、うっかりとしか言わないものかもしれないと思っている。それが言えたとき、ふっと肩の荷が降りる。胃のつかえがとれる。そして「あ、カウンセリングでも言えなかったことが、言えちゃった」などと言って笑う。

言えて、それを聞いた人に分かち持たれても、問題の状況が変わるわけではない。**でも問題なのは、問題に対する本人の感じ方なのだ、いつでも。**

12ステップと「霊性」

最後に、AAと12ステップについてまとめて述べておきたい。

わたしはもともとアディクトたちに尊敬を抱いてきた。それは、アディクトたちこそが、当事者が当事者を助けるプログラムや場を持ち、提供してきたためだった。べてるの家の「当事者研究」にしろ、フィンランドのラップランドで始まった「オープンダイアローグ」にしろ、大もとにはAAと12ステップを根っこにしたアディクションの自助グループがある。

AAのすべてがいいと言うつもりなどないが、12ステップについて書かれたものに、特に12番目のステップ（「これらのステップを経た結果、私たちは霊的に目覚め、このメッセージをアルコホーリクに伝え、そして私たちのすべてのことにこの原理を実行しようと努力した」）について書かれたことにわたしは感動を覚える。この12番目のステップの主題は「生きる喜び」であるとAAの初期の本に書かれている。

アディクトは、実は「回復」がしたいわけではない、「生きる喜び」を感じて生きたいのだ。アディクションがどんなに問題のある方法でも、幸せになるために始めたことを思い出してほしい。生きる喜びを感じて生きたいのだ。どんな人だってそうだ。この、ごく当たり前のことが当たり前に言われることが、医療界はおろか一般社会でもまれだ。しかしこれ以上の望みが人間にあるのだろうか？

12ステップで特異に見えるところは、アディクションに対し「自分が無力であることを認めた」というステップ1と、「自分を超えた大きな力（ハイヤーパワー）が、私たちを健康な心に戻してくれると信じるようになった」というステップ2である。これら「霊性（スピリチュアリティ）」への志向が宗教ではないかというよくある疑念にもつながるが、逆にこのことが12ステップの不思議なまでの実績と広がりを作ってきたのだと思える。

AAのいう「霊性」は、近代的自我からは特異に見えるが、実は世界の全体的な姿なのではないだろうか。自分を超えた大きなものの存在を疑ったとしても、その自分さえ、心臓ひとつ意志で動かせていない。目も鼻も、自分が作ったものではなく父母が作ったものでもない。今まで物質世界という小さな世界に住んできて、何かがちがうと思いながら、そこへの適応に躍起になってきた。しかし、何かが違うという直観的違和感と、別の何かに憧れる気持ちとで、ある者は居ながらにしてそこからの離脱を望んだ。それがアディクションというかたちにもなった。

ハイヤーパワーとともにある世界とは、もしかしたら、シャーマン気質の者たちやシャーマン気質のアディクトたちが、帰りたいと願っていた世界かもしれない。あるいは、人々や共同体が祭りやそれにまつわるトランス状態などによって、触れたいと願っていた世界なのかもしれない。

それは、自分が神をどんなものと思っているかに関係しない。誰にでもある世界。触れられる世界。それに触れたとき、不思議と「癒える」というような感覚がある世界。瞑想という、日常や物質のレイヤーにはない方法によって救われたわたしにも、このことはよくわかる。そういう方法でなければ助からなかったことも。

人生の困難に対し、それを変容の材料として、喜びにまで至ろうとするところに、わたしは尊敬を持っている。こういうことは稀である。これがアディクション治療のすべてでも主流でもないが、アディクションへのアプローチがこうした知を生んだのは事実である。

第五章

祝祭へ

めばがくれた詩

1

舞台のあと、こんなふうに、めばは詩を書いてくれた。

私は身体の言葉を失った
もともと持っていなかった
欲望のかたちを見失った
かたちはもともとなかった
わたしのかたちが
男から女に
変わりはじめたとき
身体の言葉は私から離れ
宙をさまよいはじめた
新入りの女として話しはじめるには
頭の中の沈黙を保ちつつ

理性にコントロールされない
身体の言葉をたぐり寄せること
欲望のかたちもわからぬままに
ただふるえる、手、胸と下腹部
ざわつく心を置き去りにして
このふるえが快だとしても不快だとしても
愛の不在に死にたくなる
夜になると鏡の前で
遠い過去に埋もれた記憶を呼び覚ますため
愛撫を繰り返す
私の存在の復元
復元できる存在とは何か
男でもなく、女でもなく
他人の視線を跳ね返し
くぐもる叫びの形に
私の体の輪郭を
内側からなぞらなければならない

2

死にながら生きる方法

それは自殺回避の手段ではなかったか？

両性具有というのは神話的かつ神秘的存在だが、それを生きることは楽ではない。袋小路に入り込んでしまうのではないか。内側につねに分裂が起きる。その身体は感じる器としてもデリケートでありすぎ、そのデリケートさの出所がわからず、しかもそのデリケートさと豊かさと苦しさとを、ほぼ誰とも共有できない。この疎外感を想像するのはむずかしい。

望んでなったのでしょうと世間は思う。これは半分くらいしか当たっていない。というか、望みとはいつもそんなに主体的でポジティブなものだろうか。望みというよりは、今いる場所にいたたまれなくなった末の、決死の脱出というのもある。わたしがつきあったトランスは、みなそういう感じのことを言った。ある考えが、苦しむくらいに自分から離れず、実行する以外に楽になれないと思うのは、「望み」と同じだろうか？

女になりたいというよりは、男でいるのが死ぬほど嫌。
男になりたいというよりは、女でいるのが死ぬほど嫌。

彼らは死ぬくらいだったらと、自分の生まれついた性を脱出する。そして実は、行く先があるわけではない。男でなければ女になれるわけでもないのだ。反対の性に、本当になれるわけではないのは誰もがわかっている。概念上の性別と、見た目がその性別として通用するかという問題だけがある。行った先で実はくつろげるわけでもないのだが、前にいた場所よりはましだと言う。

これは、切実な、自殺回避の手段ではなかったか。

アディクションも、トランスも、突きつめた目的は、「自殺回避」になるのではないだろうか。人間一度しか死なないのであり、生存のもう一つの極は死なのだから、一度の決定的な自殺を回避する意味は大きい。しかし、**自殺回避の方法そのものに、長い時間をかけて殺されることもありうる**。そして、それでも死なずに一回一回生き延びてきた生を、どのようにしたら幸せにできるのか。

意味にからめとられた人生を、もう一度、実存へと返す。身体と心と魂の分裂を癒す。問題と存在を離すことは、この問題において、できるのか。性のかたちは、あまりに自分そのものと不可分に感じられるのだ。

多様性というより絶対性

このむずかしさの前には、多様性なんてお題目は吹けば飛ぶようなものだ。実際、その「多様性」の中でさえ、両性具有者は差別されるのだ。男じゃないなら女、女じゃないなら男、はっきりしなさい、どちらかになりなさい、と。どこが多様性なのかと叫びたくなるが、それは現実に当事者が当事者にする差別なのだ。

しかしそのあまりのデリケートさも豊かさも、共有回路がない孤独も、**それはそれで一切合切を祝福することはできる**。そうわたしは思った。いや、そうすると決めた。

何かを複雑だと言うことは、つねに比較を持っている。より単純なものが比較項としてある。そうでなく、それそのものとして見るならば、一つの絶対があるだけで、それはそのかたちで美しい。多様性というより絶対性。絶対性としての、豊かさ。そこでは欠損や過剰だと本人の自我が思うようなことも、豊かさなのである。

ただし、これは言葉で伝えられることではない。わたしがすることは、その「場」だけが教えてくれることだろうと思った。心を鎮めて、胸深くに沈めて、わたしのすべてで感じるしかない。

苦しみと祝祭のあいだで

『狂った女達』という舞台の上で、わたしは何をしたかったのか。

まずは本能的にそこに入る。ただ「汝傷つけるなかれ、死ぬなかれ」という願いを持って、そこにいる。それでも彼女が自傷したかったり、極端な話、自殺したりしたかったら、究極的にはそれを止めることはできない。その場で止めることはできるかもしれないが、気持ち自体を止めることはできないのだ。

わたしはたとえるなら、1度の軌道のちがいだけをつねに意図してそこにいる者だ。広大な海路の上の1度のちがい。自傷も自殺もトータルな自由としてそこにありながら、でも、それはしてほしくはないという願い。願いだけを具現したような存在がわたし。しかもコントロールではなく、**コントロールに敏感な人にコントロールなど効かないことを知りながら、究極的には無力なヘルプ役としてわたしはそこにいる。**

いや、わたしがそこにいるのは、祝祭のためだ。生きる喜びを共に感じるためだ。苦しみと祝祭は、海の上の進路の1度のちがいくらいに、小さく、大きく、横たわっているものではないだろうか。でもどうやって？ これほど無力に思えることもない。

その具体策はなかったし、言葉で伝えても深いところに届くはずもない。こういうときの言葉の限界は、言葉を使う仕事をしてきたわたしはよく知っている。

ナイフを右手に、薔薇を左手に持つ彼女を見ていた。

繊細な花弁を持つ薔薇は心、心を守るためのナイフを右手に。

そのナイフは心を守る境界線のはずだが、彼女はそれを自分に向ける。心の傾向として、彼女はそれを自分に向けたいのだ。それは彼女が持つ暴力のベクトルで、こういうのを優しい人というのかもしれない。優しい人とは、暴力性がない人ではない。暴力性は誰にでもある。優しい人、優しく見える人とは、暴力性が内向きなのではないかと思ってみる。

アディクトとはそういう人たちかもしれない。多くのアディクションが、突きつめるなら、決定的な自殺の回避であるような気がしている。今この場所と時を消したりすることは、小さな自殺とも言えるかもしれない。

小さく死んで生き延びる

急性自殺ではなく、慢性自殺。**慢性自殺を選ぶことで生き延びることを、アディクトは消極的にでも選んでいる。**

アディクションは生きたいという叫びだと、摂食障害から各種のアディクションを転々とする妻との二〇年間を綴った本『妻はサバイバー』（永田豊隆著、朝日新聞出版）で、夫が最後にこう言っている。

「妻は二〇年間、『緩慢な自殺』を試みていたのだろうか、否。必死で生きようとしていたのだ」

これは本の紹介文にも引用されている決めゼリフだが、この言い方は正しいけれど正確ではないという気がする。二〇年もいてこの感想が決めゼリフのように出てくるのは美しい文章で止めようとする意志であって、現実の要素を落としているように思えてしまう。「否。必死で生きようとしていたのだ」は文章として格好がよく正しいけれど、そこで終わりはしないのがアディクトであり、人生そのものである。生きようとして、死にたい日もあるし、その両者が同じ瞬間にあるときさえ、あるのではないか。

アディクションとは、死にながら生きる、そんな複雑な方法だ。そう思えてならない。

だからこそ、アディクションという方法を自らに禁じることの怖さがある。薬なら薬という方法を封じることとの怖さ。アディクションをし続けることの怖さではない。よく語られる「続ける怖さ」ではなく、アディクションをやめる怖さ、「やめ続ける」怖さだ。それが「クリーン（薬を使わないこと）」や「ソーバー（しらふ）」の生活の実相であり、危うさである。

それはある意味、やり続ける以上の危険があるのではないか。小さく死ぬ手段を使って場と時をやり過ごすことができないのなら、楽になる手段は一発で確実に死ぬことしかないようにも思えるからだ。

それが短慮だろうが妄想だろうが気の迷いだろうが、死んでしまったら一回は一回だ。人は一回きり死ねない。そして気が迷うことが恒常的に多い人は、気の迷いに捕まって引きずり回される可能性も、それだけ高まるような危惧があった。

わたしが二〇二三年の六月ごろ、めばに感じていたのは、そんな不安だった。彼女は追いつめられているようにみえた。なんとなく、そんな彼女が一人で自身の性にまつわるパフォーマンスをするのは危険に思えた。

アディクションをやめ続けることの危険など、それまでのわたしは考えたこともなかった。人の心の複雑さというものには驚嘆すら感じる。

3 うっかり神はやってくる

言葉の封印を解く

封印。

半身を封印した姿で彼女はいた。わたしにはそうとしか思えなかった。

片胸、ペニス。裸でいるのに、封印している。

それは、男性であることを自分に禁じた彼女の姿のようでもあり、女性としても半端だと思っている気持ちの表れのようでもあり、その姿を固定することは、わたしには耐えられないことだった。

神話の中のアルダナーリーシュヴァラはたしかにそういう姿をしていた。が、わたしには何かを自分に禁じた姿にしか見えなかった。たとえ彫像として美しくても、生身の人間としては、何かを潰しているように見えた。彼女はせっかく両方を持ったのに、半分にするのは不自然にも思えた。

『狂った女達』のパフォーマンスの後日に、自分が何をしようとしたかが、わかった気がした。というより、そもそも自分がそのパフォーマンスに参加しようとした意味が、わかった気がしたのだ。

問題を外に具現化し、わたしはそこに物理的に入ろうとした。そこに入って働きかけ、変容を起こすことを意図した。

彼女が問題と感じていたのは、「自身のかたちそのもの」である。だからそこには、他者が必要となる。それを実現できるのは外からの者である。内からは、自分のかたちはわからない。自分が「思う」かたちとなってしまう。

言葉で読み解いてしまうなら簡単に聞こえることを、わたしたちはたくさんの象徴を使い、縛り、解き、結び、切る、などして解放していった。相談したわけではなく、その場でしたことだ。意味は後からくる。意味が来る前に、解放は身体が感じている。

わたしは彼女の身体に般若心経を書き、なおかつ彼女が彼女の身体に課した片胸と股間の封印を解いた。そして彼女が自分をがんじがらめにしていく紐を、刃物で切った。

人は、容易に意味に殺されうる。「言葉が自分」だと思ってしまうことはよく起きるし、インターネット空間ではテキストやコンテンツに実存が追いつめられることが、日常茶飯事以上に起きている。

人間は、もっともっといろんなところを開いて交信できる。空気中で交換される微弱な電気信号、空気中を伸びる見えない触手のようなもので触れにいき、また触れられる。電磁情報、匂いの分子、皮膚、温度、空気の濃度密度、筋反射、弛緩、重力、反力……言葉を持たないときそういうもので交流していたにちがいないこと、今では忘れてしまった言語を、人がふたたび持つことはできる。

そのとき、そこが安全な場であるということが、大事であると思っている。

そういう場を心から大事に思っているし、自分もつくっていきたいと考えている。

「神」は外からやってくる

人間は、意図することはできる。たとえば大切な人が自分を傷つけないように。たとえば変容が起きるように。

しかしそれが起こるかどうかは、コントロールできることではない。願うことしかできない。

意図は進路の羅針盤のようなものだ。どこへ行きたいという気持ち。わたしなら、祝祭にしたいという気持ち。しかし、それに出来事をコントロールする力はない。祝祭は、意図したとて、起きるときには起きるし、起きないときには起きない。起きないと思って起きることもある。

ＡＡの12ステップではまずコントロールすることの無力さを認め、そのうえで人生に自分を超えた力、すなわちハイヤーパワーを招き入れることを決める。それは、人間にできるのは意図することだけで、感情も出来事も自分の資質もコントロールなどできないからではないか。

自分の資質をコントロールできないからこそ、人類にアディクションという症状はある。放っておけば人間がその奴隷になるくらい、アディクションの力は強い。

「問題は、それを作ったときと同じ思考では解決できない。We cannot solve our problems with the same thinking we used when we created them.」

これはアインシュタインの言葉である。同じ思考に固着してしまうことそのものがアディクションなら、アディクションを思考や意志で解決することの不可能性はよりはっきりする。同じ思考（行動も元は思考である）に固着して、身動きがとれない、しかも本人の努力やコントロールでそこから離れることができない。それがアディクションなのだから。

AAがアディクションに対し無力であると認め、自分を超えた力、ハイヤーパワーに委ねるのは、自我の限界を認めることかもしれない。それは近代以降の人間にとって脅威かもしれないが、もともとその自我に合わせて自分を制限してきたことが、生きづらさだったのかもしれない。

わたしはきっと、パフォーマンスの中で、ハイヤーパワーのようなものでありたいと願ったのだ。絡まって袋小路に入った問題を、別次元から見て、愛《め》で、ほぐすもの。可能なら解き放つもの。それは祈りとよく似ている。

わたしはちがう次元からの使者として、彼女の身体に直接字を書いた。経文を。呪いを解くように。

でもある日、あなたがやってきて
私の全身に生き物のように
勢いづいた筆跡で
より高みに意識を引っ張り上げる
魔法の言葉のような模様の
お経を書きはじめた
胸と股間の封印が剝がされ
私の身体がトランスジェンダーという記号を忘れ
神話の両性具有神を超え
セレブレーションの遊びに身を委ねたとき
私はこのままで生きていける気がした

わたしのなかの男と女

誰の中にも内なる男性と内なる女性がいる気がしている。ユングが言ったように内なる異性がいるだけではなく、内なる同性もいるように感じている。そして内なる同性の在り方は、自分が外に見せる在り方とはずいぶんちがったりする。わたしが初めて劇場的な空間で人前に立とうと思ったとき、出てきたのは、思いもかけない女だった。

自分の内なる女性。クラシカルな衣装の、パリのキャバレーの踊り子のような女。ハイヒール、ガーターベルトで吊るストッキング、ビスチェ。ウェイブのかかった髪。長いまつ毛を、ゆっくり伏せるように微笑む。

どこでそういう女に出会ったのかわからない。自分の生きてきた時代にはもういない女だ。一九二〇年代から五〇年代くらいの外国のフィルムの中にしかいないような女。そういう女を見た記憶はあるが、影響された記憶はない。そんな自分が自分の中に棲んでいたとも知らない。あるとき、舞台に立とうとしたら自分はそういう姿しか在りえなかったのだ。

あなたは解離性同一性障害だと、専門セラピストにわたしは言われたことがある。なるほどわたしはそこそこ困っていた。人格は、はっきり割れてはいないけれど、混合溶液状に異なる要素が混じっていて、記憶はよく曖昧になっていたし、そういう疲れからアルコールや恋愛アディクションの問題を持っていた。

けれどセラピーを受けなかった。なぜそれを拒否したかというと、セラピストに誘導を感じたからだし、病気だということにしたくなかったし、自分でどうにかできると思っていたからだ。自分ではどうにもできなかったが、あのときのセラピストがどうにかできたとも思っていない。

外向けには、男がわたしを運用していた。女はその中で眠っていた。さながら眠れる森の美女だ。いくらキスしても愛を注いでも目を覚まさない女を見守る男のことを今、考えてみる。わたしの中の男。がんばって生きていた。女が起きるときのために男は女をやっている。男は女を守っている。

そのように、わたしは見た目は女だが、それをやっているのは男なので、女としての立ち位置や振る舞いには苦労することになる。中身は男だが、内なる女を愛しているので、女性の肉体のことも愛している。中身と外見はちがうが、外見のことを嫌っていないので性同一性障害にならない。

ただその肉体の乗りこなしには人知れず苦労する。恋愛やセックスの局面をどう乗り越えていいのかわからず、よくフリーズした。男性が好きだが男性は異物すぎた。裸になりあうといつもびっくりしてしまうほどだ。とはいえ男性しか恋愛対象にならない。それがわたしのヘテロセクシュアル・シスジェンダーの内実であった。これは自分の中の、物語であり、現実だった。

秘密の演劇、演劇の秘密

内なる女が出てきたとき、内なる男も、わたし自身も、満たされた。人の前で下着同然で立つことをどうしてするのか。頭ではわからないのだが、恥ずかしくてもそれをする。それがわたしの内なる女性なのだ。その姿で語り、踊り、詩を紡ぐ。それはわたしであり彼女だ。わたしであり、わたしの中の精霊みたいなものだ。

彼女のすることを、わたしは見ている。わたしは透明な目で、見ている。一方、わたしの中の男は、その女を、うっとりと見ている。わたしの中の男は、わたしの中の女を愛している。

こんなことが、わたしがいえなかったわたしのことであり、このことをわたしはフィクションとしてさえ書けなかった。フィクションとして設定をつくり、長いこと、書こうとしてきたのに。この小説のタイトルは『スリーパーズ』といい、今さらながらにぴったりだなと思う。眠れる者を待っている。眠れる者が目ざめようとするきっかけは、死につつある母親のベッドサイドで、息子として生まれたなら母に愛されたと思っている自分を告白したことであり、それが、もう昏睡する母なのに、その告白が聞き届けられたと感じたことだった。

それでなぜわたしの分断の傷は癒えたのか。

このことをわたしは原初の演劇が持つ秘密のように思った。あのときあの場所には、観客がいたように感じている。舞台に立つとき、光の中で観客は見えない。けれど確かにいる。わたしは見られているし、聞かれている。そんなふうに。

わたしは生きていけるかもしれない、と思った二日後に母は死んだ。母はもういない。でもあのときの光はわたしの中にある。めんどうくさい運命を呪いながら、そんなことせずにさっさと恋愛もセックスもできる自分だったほうがいいに決まってると思いつつ、わたしはその時空の透明さを愛している。

何をするかわからない二人劇

さてそれで問題が終わったわけではなく、わたしの生きにくさというものはそのまま残っていたし、フリーズの歴史がつくった問題もある。しかしわたしはそれを言葉にはできないのだった。ましてや人には言えないのだった。問題はそのかたちをはっきり出せたならその時点で解決策がある、というのがわたしの持論だが、わたし自身は、自分の問題をはっきりと言葉にしてそこに助けを求めることは、できない。それはわたしの言葉が下手だからではなく、わたしの言葉の運用がうまいからだ。

わたしはいろいろした。言えたら楽なのはわかる。うっかり言ってしまおうとも思って、お膳立てしても、わたしはいつも言う前に気づいた。**核心を二ミリくらい回避した**。とても近いが、二ミリくらいそばをかすめている。そのことは、もう仕方ないと思う。わたしは他の方法を使うしかない。でもどんな？

『狂った女達』の後にもう一度、倉田めばとパフォーマンスをした。『何をするかわからない二人劇』というこのシアターピースは、やはり問題の本質をうっかりプレイアウトするために用意した。だから「何をするかわからない」のだ。

場所は兵庫夙川《しゅくがわ》のアミーンズオーヴンという、ふだんは天然酵母パン屋のカフェだ。二〇人くらい入るといっぱいになる。もう一度、めばのパフォーマンス空間の中に身を置いた。彼女が持っている性に関する問題と、わたしの持っている性に関する問題は、違って、同じなように思う。わたしはその中で、彼女に死んではほしくなかった。それは自分が自分に対して持つ願いだったのかもしれない。

わたしは相変わらず彼女の問題を具現した空間にいると思っていたし、そこで精霊のように、「何も言わずに場を守るね」と彼女には言った。基本的には彼女の一人舞台に精霊が一人、みたいな感じに思って、舞台に立った。しかし始まってみると、それが違ったのである。

神はうっかりやってくる。たぶん。

人間語を話さないわたしは、主演の問題を具現した空間にいるつもりが、気がつくと主演俳優のなすがままになっている。縛られ、解かれ、引っ張られ、細いリボンで体重を支えられる。引き合ってぎりぎりに均衡する。SMショーというものの気持ちがわかった気がする。特にMの気持ち。あれはいじめられるわけではなく、まったくの無防備、主体性を封じられた状態ということに、意味があるのではないか。

そのときにある、全き自由。存在以外の何ものでもない、存在のかたち。

そんな舞台で、全身で感じた
何も言わなくても、存在はつねに表現している
存在は存在することが表現である
わたしの産毛一本にいたるまで

さらにそこに目撃者がいると、どんなに隠している自分も
こんなにありありと存在する限り
わたしの愛も孤独も寂しさも恥ずかしさも歓喜も
かくもあからさまだから仕方ない
消えたくなると同時に
何も隠してない
なんでも見て
わたしは思う
まるでごろんとそこにある林檎
わたしは初めて何も隠していない
おかしかろうが存在のかたちは変えようもなく、わたしはそこにくつろぐ
わたしは初めて自分に自分をゆだねる
相手がいるところで、人が見ている前で、わたしは死ぬ
自分に向かって死ぬ
自分に恋をする
死と再生は一つというのはこれか

人間はつねに横のかかわりで社会を渡っている

それがどんなにうまいことやれても
たった一人の自分の「絶対」とつながらない限り
いつもどこかむなしい
逆に自分の絶対は、どんなに変でもいいんだ
自分一人の絶対、それは自分の垂直軸
まっすぐ、差し込む光
もしかしたら傷から
まっすぐ差し込む光

傷だったもの
それは光が入る
亀裂かもしれない

傷でもいい
どんな惨めでもいい
何も悪くない

一人の垂直軸は、一人だけの絶対軸で

言い換えれば誰といても絶対孤独なのだが
そのとき初めてわたしは孤独を感じていない
それが起こるとき
観る人にも起こるらしい
なぜだかはわからないが
共振する
場が一つになる

神はうっかりやってくる
うっかりやってきて、また去る
まるで自分が自分のまれびとと
それからまた日常に戻る
神なんて逢ったことない
見放されてる
わたしはわたしの日常に倦む
すねる
神はわたしの何も変えやしないと
いや

わかってもいいんだよ
自分に向かって、言ってみる

ようこそ、アディクトの園へ

パフォーマンスの後、みんなで晩餐をした。あんなに楽しかった集いって、なかった。『何をするかわからない二人劇』が終わった後、倉田めばが「わたし生きていてよかった」と言い、そういうことを彼女の口から聞くのは実に初めてで、わたしはびっくりしてしまった。それに、わたしはと言えば、自分が幸せだっただけなのだ。

何がよかったのかはわからない。

一つ言えるのは、彼女は二元性をそのとき超えていたということ。彼女でも彼でもなく存在の絶対領域にいたこと。

わたしにわかることは、わたしのしようとしたことは「問題を空間として外在化させその中に入る」ことだったと言えるが、問題の只中を歩いてみると、**そこには問題はなく、ただ光がありわたしはそこで幸せだったこと**。

問題の只中に入ってみると、そこは台風の目のように落ち着いたスペースであり、そこから問題を見ることができる。暴風雨を見ることができる。そのとき問題は別に問題ではなく、それは劇を見る体験に近い。距離のあるドラマを微笑んで眺めている感じ。と同時に、自分はその只中にいてキャストでもあるという、一種矛盾した状態が同時にある。瞑想体験に近いかもしれない。

あるいは、シャーマンたちが変性意識で見ている世界とは、神秘体験などに主眼があるというよりは、このように**矛盾が矛盾なく静かに同時に存在していられる世界なのかもしれない**。これまで関わってきたシャーマニックな資質を持つ人々や友達も、こういう世界を見ているのかもしれない。また、こういう世界に定期的にいる必要があって、彼らもパフォーマンスをするのかもしれない。わたしも他人のパフォーマンスを見つづけるのかもしれない。

倉田めばには、非言語の領域で、受け入れられること、愛されていることを疑わなくていいことなどを、深いところで識《し》る体験があったのかではないかと思う。否定が即座にできるのが特徴の言語というものの中では、この体験はしにくい。

言語が悪いとか不備とかいうわけではない。言語に類するものがまったくないと、方向性があまりにない。現象を束ねる意識のように、意図（糸）のようなものがあり、それは言語と似た何かなのではないかと思う。

それが原初の言語のようなものかもしれない。それは生まれて初めて、あるいは言葉のない世界で初めて、言葉をつかむようなことかもしれない。そのとき言葉は、文字どおり、つかめるほどに実体を感じられるものなのではないかと夢想する。

わたしたちは、エンタテインメントを考えるわけではなく、経済性を考えるわけでもなく、生きるために、生きるという体験そのもののために、こういうことをする。少人数でこういうことをし、シェアしあう。観客を呼ぶときもある。ときにはそれらすべての人々と晩餐をともにする。

これは自助グループの一つなのではないか、本当の意味で命を助け合っている集まりなのではないかという気が、今はしている。

あとがき

この本は、「アディクションなんて自分には関係ない」と思っている人にこそ、読んでほしい。自分にはアルコールの問題なんてないし、薬物も関係ない、ギャンブルだってハマったことはない、そんな人。

そういう人たちこそ、一般的にアルコール依存症や薬物依存症等と呼ばれる中間的な症状を出さずに、いきなり自殺や傷害といった究極的なかたちで暴発してしまうことがあると思うからだ。

他ならぬわたしにそういう経験があり、それで人生を棒に振りかけた。その経験から、この本は書かれている。もしわたしがそんな暴発をしていたら、今こうしてあなたに出会うこともなかっただろう。

そして、その経験から一つ朗報をもたらせるとしたら、「すべての想念はエネルギーであるから、違うかたちに変換可能である」ということだ。この本にはその方法を書いた。

そう、方法がある。というか、適切な心の技法なしには、人の心は扱えないものだと今思う。だからブッダは瞑想をもたらしたし、AAは12ステップをもたらした。

もちろん、アディクション傾向を自覚する人、それで何らかの治療を受けている人にも読んでほしいと思っている。症状を止めてもそれだけではすまない。アディクトは出方を変え続けるそのエネルギーに、ある意味一生つきあうことになる。このことはあまり知られていないし、そのしんどさもまた語られていない。ここでも「変容の技法」が必要なのだ。

アディクションは何をするかとは関係ない。行為でなく心の状態であり、基本的な心の傾向だとわたしは信じている。だからアディクションを知ることは、心の取り扱い方を知ることだとわたしは思う。そんなふうにアディクションをとらえてもらえるようになったら、著者としてこれ以上の幸せはない。

本書を書くにあたり、以下の方々に、特にお世話になりました。

編集担当の白石正明さん。あこがれの「ケアをひらく」のシリーズに入れていただいたこと、感無量です。雑誌『精神看護』の担当・石川誠子さん、倉田めば、相原磨世、金井隆之、平山剛志、松田博幸、渡邊洋次郎、鬼塚忠、Ekta Nakajima、Priya Izumi、Bodhi Uttam、Atmo Toshanの各氏には洞察や力をもらいました。またＳＮＳなどで多くのみなさんに応援いただき、それでつらい局面も乗り切ることができたことを記して感謝いたします。そしてこの本を手に取ってくださったあなたに、心からお礼申し上げます。

二〇二四年五月

赤坂真理

著者紹介

赤坂真理

あかさか・まり

東京都生まれ。作家。一九九五年「起爆者」でデビュー。『蝶の皮膚の下』（河出文庫）、『ミューズ』（野間文芸新人賞、講談社文庫）、『ヴァイブレータ』（講談社文庫、映画化）などを刊行。二〇一二年に天皇の戦争責任をアメリカで問われる少女を通して戦後を問うた『東京プリズン』（河出文庫）が大きな反響を呼び、同作で毎日出版文化賞、司馬遼太郎賞、紫式部賞を受賞。

批評と物語の中間的作品に『愛と暴力の戦後とその後』（講談社現代新書）、『愛と性と存在のはなし』（ＮＨＫ出版新書）など。身体を使った文学的表現にも関心を持つ。アクティブ瞑想、タントラ瞑想を教える。

シリーズ ケアをひらく

安全に狂う方法——アディクションから掴《つか》みとったこと

発行　2024年6月1日　第1版第1刷©
2024年9月1日　第1版第3刷

著者　赤坂真理

発行者　株式会社　医学書院
代表取締役　金原 俊
〒113-8719　東京都文京区本郷1-28-23
電話 03-3817-5600（社内案内）

印刷・製本　アイワード

ISBN978-4-260-05693-9

◎本書のテキストデータを提供します。
視覚障害、読字障害、上肢障害などの理由で本書をお読みになれない方には、電子データを提供いたします。
・200円切手
・左のテキストデータ引換券（コピー不可）
を同封のうえ、メールアドレスを明記して下記までお申し込みください。
［宛先］
〒113-8719 東京都文京区本郷1-28-23
医学書院看護出版部 テキストデータ係

JASRAC 出 2403118-403

テキストデータ引換券
安全に狂う方法

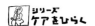

本シリーズでは、「科学性」「専門性」「主体性」といったことばだけでは語りきれない地点から《ケア》の世界を探ります。

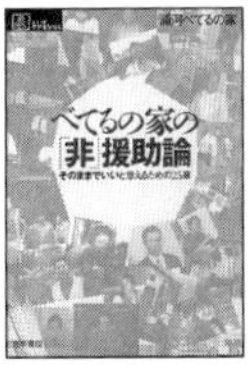

べてるの家の「非」援助論：そのままでいいと思えるための25章●浦河べてるの家●2000円●それで順調！———「幻覚＆妄想大会」「偏見・差別歓迎集会」という珍妙なイベント。「諦めが肝心」「安心してサボれる会社づくり」という脱力系キャッチフレーズ群。それでいて年商1億円、年間見学者2000人。医療福祉領域を超えて圧倒的な注目を浴びる〈べてるの家〉の、右肩下がりの援助論！

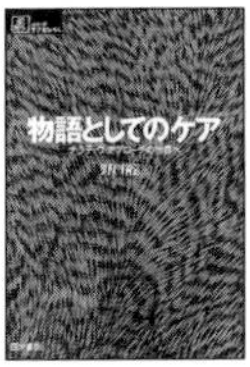

物語としてのケア：ナラティヴ・アプローチの世界へ●野口裕二●2200円●「ナラティヴ」の時代へ———「語り」「物語」を意味するナラティヴ。人文科学領域で衝撃を与えつづけているこの言葉は、ついに臨床の風景さえ一変させた。「精神論 vs. 技術論」「主観主義 vs. 客観主義」「ケア vs. キュア」という二項対立の呪縛を超えて、臨床の物語論的転回はどこまで行くのか。

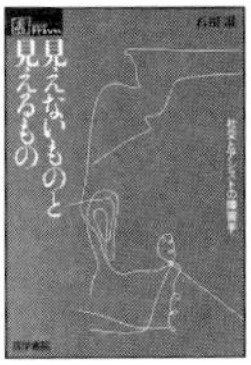

見えないものと見えるもの：社交とアシストの障害学●石川准●2000円●だから障害学はおもしろい———自由と配慮がなければ生きられない。社交とアシストがなければつながらない。社会学者にしてプログラマ、全知にして全盲、強気にして気弱、感情的な合理主義者……〝いつも二つある〟著者が冷静と情熱のあいだで書き下ろした、つながるための障害学。

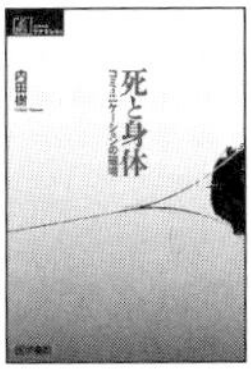

死と身体：コミュニケーションの磁場●内田 樹●2000円●人間は、死んだ者とも語り合うことができる———〈ことば〉の通じない世界にある「死」と「身体」こそが、人をコミュニケーションへと駆り立てる。なんという腑に落ちる逆説！「誰もが感じていて、誰も言わなかったことを、誰にでもわかるように語る」著者の、教科書には絶対に出ていないコミュニケーション論。読んだ後、猫にもあいさつしたくなります。

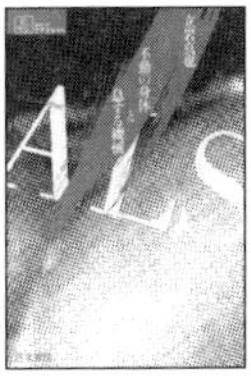

ALS 不動の身体と息する機械●立岩真也●2800円●それでも生きたほうがよい、となぜ言えるのか———ALS当事者の語りを渉猟し、「生きろと言えない生命倫理」の浅薄さを徹底的に暴き出す。人工呼吸器と人がいれば生きることができると言う本。「質のわるい生」に代わるべきは「質のよい生」であって「美しい死」ではない、という当たり前のことに気づく本。

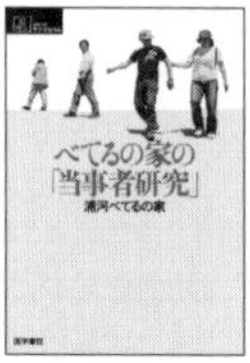

べてるの家の「当事者研究」●浦河べてるの家●2000円●研究？ ワクワクするなあ―――べてるの家で「研究」がはじまった。心の中を見つめたり、反省したり……なんてやつじゃない。どうにもならない自分を、他人事のように考えてみる。仲間と一緒に笑いながら眺めてみる。やればやるほど元気になってくる、不思議な研究。合い言葉は「自分自身で、共に」。そして「無反省でいこう！」

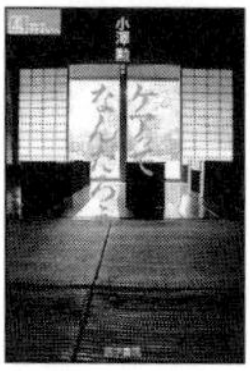

ケアってなんだろう●小澤勲編著●2000円●「技術としてのやさしさ」を探る七人との対話―――「ケアの境界」にいる専門家、作家、若手研究者らが、精神科医・小澤勲氏に「ケアってなんだ？」と迫り聴く。「ほんのいっときでも憩える椅子を差し出す」のがケアだと言い切れる人の《強さとやさしさ》はどこから来るのか―――。感情労働が知的労働に変換されるスリリングな一瞬！

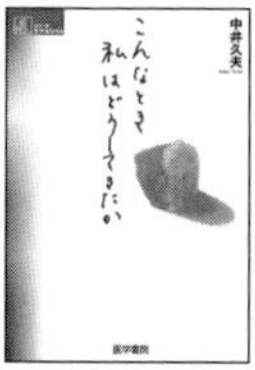

こんなとき私はどうしてきたか●中井久夫●2000円●「希望を失わない」とはどういうことか―――はじめて患者さんと出会ったとき、暴力をふるわれそうになったとき、退院が近づいてきたとき、私はどんな言葉をかけ、どう振る舞ってきたか。当代きっての臨床家であり達意の文章家として知られる著者渾身の一冊。ここまで具体的で美しいアドバイスが、かつてあっただろうか。

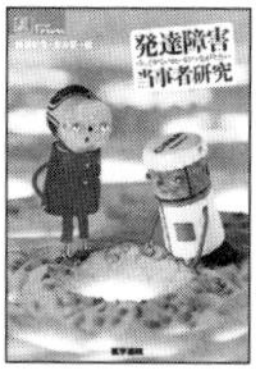

発達障害当事者研究：ゆっくりていねいにつながりたい●綾屋紗月＋熊谷晋一郎●2000円●あふれる刺激、ほどける私―――なぜ空腹がわからないのか、なぜ看板が話しかけてくるのか。外部からは「感覚過敏」「こだわりが強い」としか見えない発達障害の世界を、アスペルガー症候群当事者が、脳性まひの共著者と探る。「過剰」の苦しみは身体に来ることを発見した画期的研究！

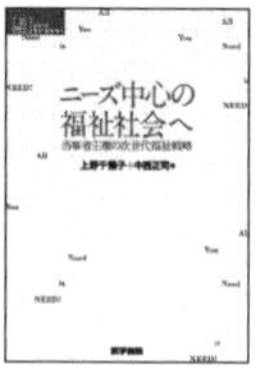

ニーズ中心の福祉社会へ：当事者主権の次世代福祉戦略●上野千鶴子＋中西正司編●2200円●社会改革のためのデザイン！ ビジョン!! アクション!!!―――「こうあってほしい」という構想力をもったとき、人はニーズを知り、当事者になる。「当事者ニーズ」をキーワードに、研究者とアクティビストたちが「ニーズ中心の福祉社会」への具体的シナリオを提示する。

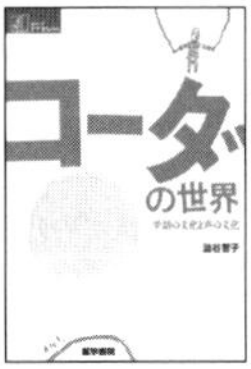

コーダの世界：手話の文化と声の文化●澁谷智子● 2000円●生まれながらのバイリンガル?———コーダとは聞こえない親をもつ聞こえる子どもたち。「ろう文化」と「聴文化」のハイブリッドである彼らの日常は驚きに満ちている。親が振り向いてから泣く赤ちゃん? じっと見つめすぎて誤解される若い女性? 手話が「言語」であり「文化」であると心から納得できる刮目のコミュニケーション論。

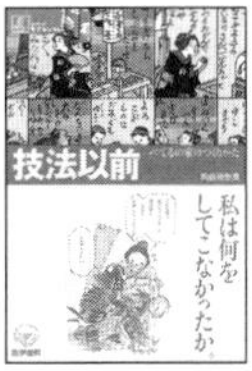

技法以前：べてるの家のつくりかた●向谷地生良● 2000円●私は何をしてこなかったか———「幻覚&妄想大会」をはじめとする掟破りのイベントはどんな思考回路から生まれたのか? べてるの家のような〝場〟をつくるには、専門家はどう振る舞えばよいのか? 「当事者の時代」に専門家にできることを明らかにした、かつてない実践的「非」援助論。べてるの家スタッフ用「虎の巻」、大公開!

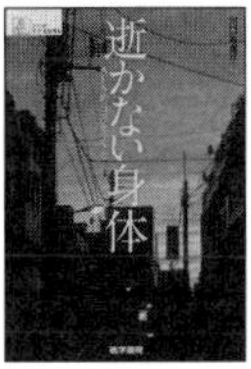

逝かない身体：ALS的日常を生きる●川口有美子● 2000円●即物的に、植物的に —— 言葉と動きを封じられたALS患者の意思は、身体から探るしかない。ロックトイン・シンドロームを経て亡くなった著者の母を支えたのは、「同情より人工呼吸器」「傾聴より身体の微調整」という究極の身体ケアだった。重力に抗して生き続けた母の「植物的な生」を身体ごと肯定した圧倒的記録。

第41回大宅壮一ノンフィクション賞受賞作

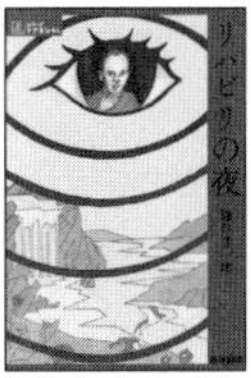

リハビリの夜●熊谷晋一郎● 2000円●痛いのは困る——現役の小児科医にして脳性まひ当事者である著者は、《他者》や《モノ》との身体接触をたよりに、「官能的」にみずからの運動をつくりあげてきた。少年期のリハビリキャンプにおける過酷で耽美な体験、初めて電動車いすに乗ったときの時間と空間が立ち上がるめくるめく感覚などを、全身全霊で語り尽くした驚愕の書。

第9回新潮ドキュメント賞受賞作

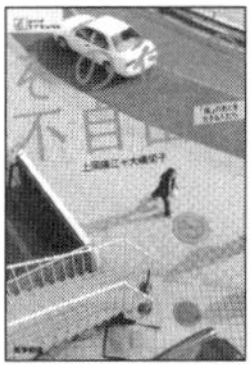

その後の不自由●上岡陽江+大嶋栄子● 2000円●〝ちょっと寂しい〟がちょうどいい——トラウマティックな事件があった後も、専門家がやって来て去っていった後も、当事者たちの生は続く。しかし彼らはなぜ「日常」そのものにつまずいてしまうのか。なぜ援助者を振り回してしまうのか。そんな「不思議な人たち」の生態を、薬物依存の当事者が身を削って書き記した当事者研究の最前線!

第 2 回日本医学ジャーナリスト協会賞受賞作

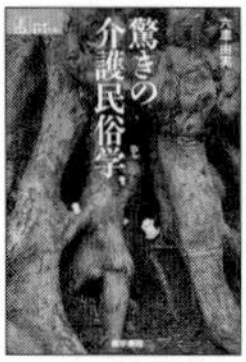

驚きの介護民俗学●六車由実●2000 円●語りの森へ——気鋭の民俗学者は、あるとき大学をやめ、老人ホームで働きはじめる。そこで流しのバイオリン弾き、蚕の鑑別嬢、郵便局の電話交換手ら、「忘れられた日本人」たちの語りに身を委ねていると、やがて新しい世界が開けてきた……。「事実を聞く」という行為がなぜ人を力づけるのか。聞き書きの圧倒的な可能性を活写し、高齢者ケアを革新する。

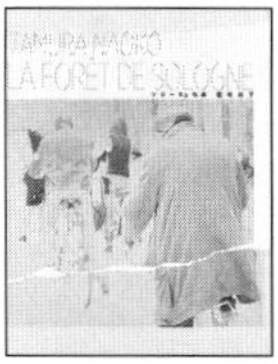

ソローニュの森●田村尚子●2600 円●ケアの感触、曖昧な日常——思想家ガタリが終生関わったことで知られるラ・ボルド精神病院。一人の日本人女性の震える眼が掬い取ったのは、「フランスのべてるの家」ともいうべき、患者とスタッフの間を流れる緩やかな時間だった。ルポやドキュメンタリーとは一線を画した、ページをめくるたびに深呼吸ができる写真とエッセイ。B5 変型版。

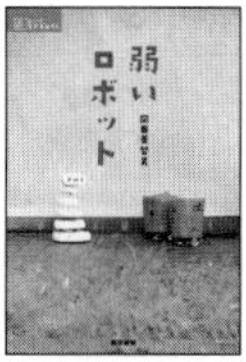

弱いロボット●岡田美智男●2000 円●とりあえずの一歩を支えるために——挨拶をしたり、おしゃべりをしたり、散歩をしたり。そんな「なにげない行為」ができるロボットは作れるか？　この難題に著者は、ちょっと無責任で他力本願なロボットを提案する。日常生活動作を規定している「賭けと受け」の関係を明るみに出し、ケアをすることの意味を深いところで肯定してくれる異色作！

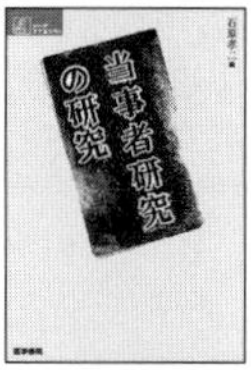

当事者研究の研究●石原孝二編●2000 円●で、当事者研究って何だ?——専門職・研究者の間でも一般名称として使われるようになってきた当事者研究。それは、客観性を装った「科学研究」とも違うし、切々たる「自分語り」とも違うし、勇ましい「運動」とも違う。本書は哲学や教育学、あるいは科学論と交差させながら、“自分の問題を他人事のように扱う”当事者研究の圧倒的な感染力の秘密を探る。

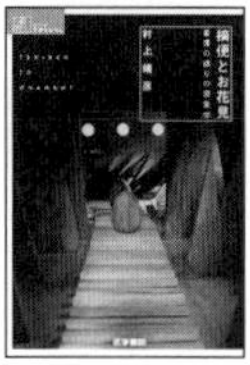

摘便とお花見：看護の語りの現象学●村上靖彦●2000 円●とるにたらない日常を、看護師はなぜ目に焼き付けようとするのか——看護という「人間の可能性の限界」を拡張する営みに吸い寄せられた気鋭の現象学者は、共感あふれるインタビューと冷徹な分析によって、その不思議な時間構造をあぶり出した。巻末には圧倒的なインタビュー論を付す。看護行為の言語化に資する驚愕の一冊。

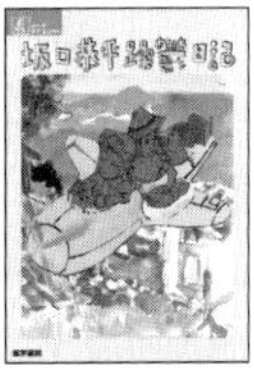

坂口恭平躁鬱日記●坂口恭平●1800円●僕は治ることを諦めて、「坂口恭平」を操縦することにした。家族とともに。――マスコミを席巻するきらびやかな才能の奔出は、「躁」のなせる業でもある。「鬱」期には強固な自殺願望に苛まれ外出もおぼつかない。この病に悩まされてきた著者は、あるとき「治療から操縦へ」という方針に転換した。その成果やいかに！　涙と笑いと感動の当事者研究。

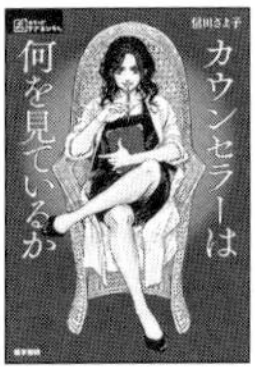

カウンセラーは何を見ているか●信田さよ子●2000円●傾聴？ ふっ。――「聞く力」はもちろん大切。しかしプロなら、あたかも素人のように好奇心を全開にして、相手を見る。そうでなければ〈強制〉と〈自己選択〉を両立させることはできない。若き日の精神科病院体験を経て、開業カウンセラーの第一人者になった著者が、「見て、聞いて、引き受けて、踏み込む」ノウハウを一挙公開！

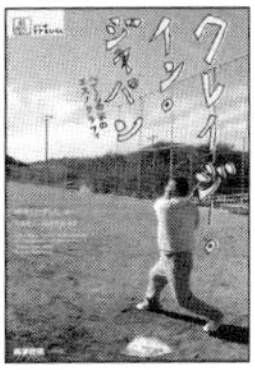

クレイジー・イン・ジャパン：べてるの家のエスノグラフィ●中村かれん●2200円●日本の端の、世界の真ん中。――インドネシアで生まれ、オーストラリアで育ち、イェール大学で教える医療人類学者が、べてるの家に辿り着いた。7か月以上にも及ぶ住み込み。10年近くにわたって断続的に行われたフィールドワーク。べてるの「感動」と「変貌」を、かつてない文脈で発見した傑作エスノグラフィ。付録DVD「Bethel」は必見の名作！

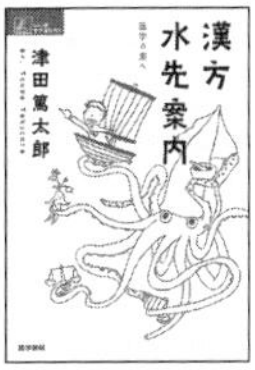

漢方水先案内：医学の東へ●津田篤太郎●2000円●漢方ならなんとかなるんじゃないか？―― 原因がはっきりせず成果もあがらない「ベタなぎ漂流」に追い込まれたらどうするか。病気に対抗する生体のパターンは決まっているならば、「生体をアシスト」という方法があるじゃないか！　万策尽きた最先端の臨床医がたどり着いたのは、キュアとケアの合流地点だった。それが漢方。

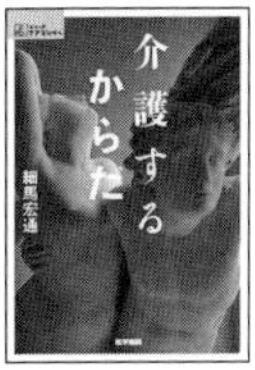

介護するからだ●細馬宏通●2000円●あの人はなぜ「できる」のか？―― 目利きで知られる人間行動学者が、ベテランワーカーの神対応をビデオで分析してみると……、そこには言語以前に〝かしこい身体〟があった！　ケアの現場が、ありえないほど複雑な相互作用の場であることが分かる「驚き」と「発見」の書。マニュアルがなぜ現場で役に立たないのか、そしてどうすればうまく行くのかがよーく分かります。

第 16 回小林秀雄賞
受賞作
紀伊國屋じんぶん大賞
2018 受賞作

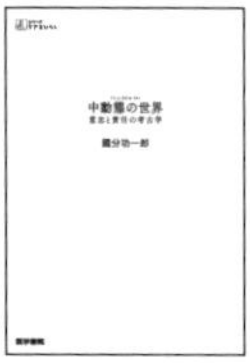

中動態の世界：意志と責任の考古学●國分功一郎●2000 円●「する」と「される」の外側へ——強制はないが自発的でもなく、自発的ではないが同意している。こうした事態はなぜ言葉にしにくいのか？ なぜそれが「曖昧」にしか感じられないのか？ 語る言葉がないからか？ それ以前に、私たちの思考を条件付けている「文法」の問題なのか？ ケア論にかつてないパースペクティヴを切り開く画期的論考！

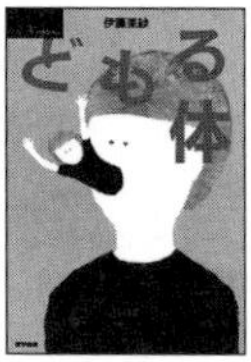

どもる体●伊藤亜紗●2000 円●しゃべれるほうが、変。——話そうとすると最初の言葉を繰り返してしまう（＝連発という名のバグ）。それを避けようとすると言葉自体が出なくなる（＝難発という名のフリーズ）。吃音とは、言葉が肉体に拒否されている状態だ。しかし、なぜ歌っているときにはどもらないのか？ 徹底した観察とインタビューで吃音という「謎」に迫った、誰も見たことのない身体論！

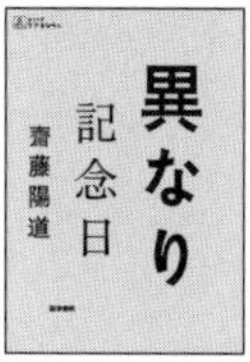

異なり記念日●齋藤陽道●2000 円●手と目で「看る」とはどういうことか——「聞こえる家族」に生まれたろう者の僕と、「ろう家族」に生まれたろう者の妻。ふたりの間に、聞こえる子どもがやってきた。身体と文化を異にする 3 人は、言葉の前にまなざしを交わし、慰めの前に手触りを送る。見る、聞く、話す、触れることの〈歓び〉とともに。ケアが発生する現場からの感動的な実況報告。

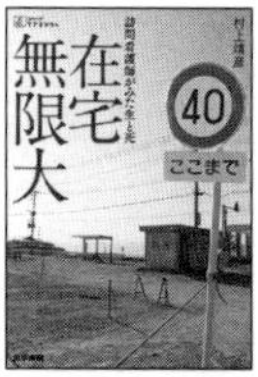

在宅無限大：訪問看護師がみた生と死●村上靖彦●2000 円●「普通に死ぬ」を再発明する——病院によって大きく変えられた「死」は、いま再びその姿を変えている。先端医療が組み込まれた「家」という未曾有の環境のなかで、訪問看護師たちが地道に「再発明」したものなのだ。著者は並外れた知的肺活量で、訪問看護師の語りを生け捕りにし、看護が本来持っているポテンシャルを言語化する。

第 19 回大佛次郎論壇賞
受賞作
紀伊國屋じんぶん大賞
2020 受賞作

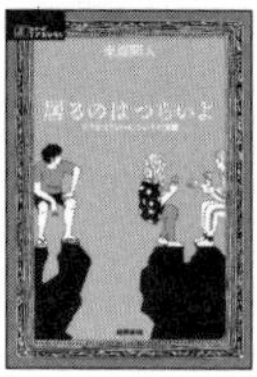

居るのはつらいよ：ケアとセラピーについての覚書●東畑開人●2000 円●「ただ居るだけ」vs.「それでいいのか」——京大出の心理学ハカセは悪戦苦闘の職探しの末、沖縄の精神科デイケア施設に職を得た。しかし勇躍飛び込んだそこは、あらゆる価値が反転する「ふしぎの国」だった。ケアとセラピーの価値について究極まで考え抜かれた、涙あり笑いあり出血（！）ありの大感動スペクタル学術書！

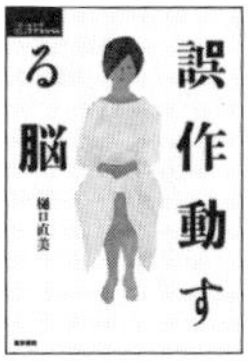

誤作動する脳●樋口直美● 2000 円●「時間という一本のロープにたくさんの写真がぶら下がっている。それをたぐり寄せて思い出をつかもうとしても、私にはそのロープがない」――ケアの拠り所となるのは、体験した世界を正確に表現したこうした言葉ではないだろうか。「レビー小体型認知症」と診断された女性が、幻視、幻臭、幻聴など五感の変調を抱えながら達成した圧倒的な当事者研究！

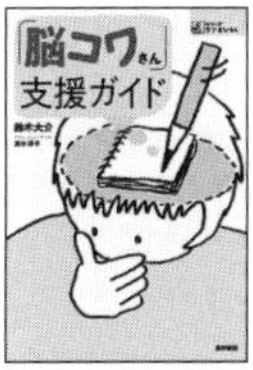

「脳コワさん」支援ガイド●鈴木大介●2000 円●脳がコワれたら、「困りごと」はみな同じ。――会話がうまくできない、雑踏が歩けない、突然キレる、すぐに疲れる……。病名や受傷経緯は違っていても結局みんな「脳の情報処理」で苦しんでいる。だから脳を「楽」にすることが日常を取り戻す第一歩だ。疾患を超えた「困りごと」に着目する当事者学が花開く、読んで納得の超実践的ガイド！

第 9 回日本医学ジャーナリスト協会賞受賞作

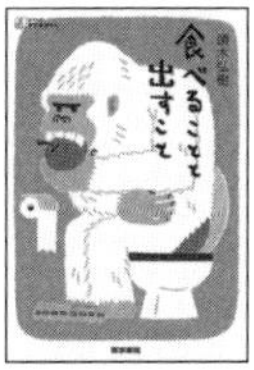

食べることと出すこと●頭木弘樹● 2000 円●食べて出せれば OK だ！（けど、それが難しい……。）――潰瘍性大腸炎という難病に襲われた著者は、食事と排泄という「当たり前」が当たり前でなくなった。IVH でも癒やせない顎や舌の飢餓感とは？　便の海に茫然と立っているときに、看護師から雑巾を手渡されたときの気分は？　切実さの狭間に漂う不思議なユーモアが、何が「ケア」なのかを教えてくれる。

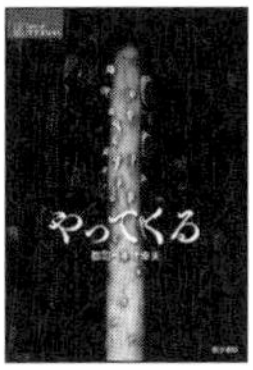

やってくる●郡司ペギオ幸夫● 2000 円●「日常」というアメイジング！――私たちの「現実」は、外部からやってくるものによってギリギリ実現されている。だから日々の生活は、何かを為すためのスタート地点ではない。それこそが奇跡的な達成であり、体を張って実現すべきものなんだ！　ケアという「小さき行為」の奥底に眠る過激な思想を、素手で取り出してみせる圧倒的な知性。

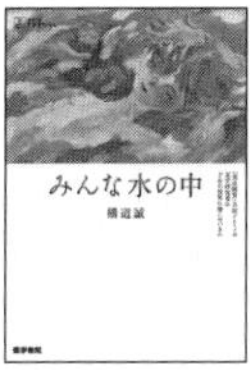

みんな水の中●横道 誠● 2000 円●脳の多様性とはこのことか！――ASD（自閉スペクトラム症）と ADHD（注意欠如・多動症）と診断された大学教員は、彼を取り囲む世界の不思議を語りはじめた。何もかもがゆらめき、ぼんやりとしか聞こえない水の中で、〈地獄行きのタイムマシン〉に乗せられる。そんな彼を救ってくれたのは文学と芸術、そして仲間だった。赤裸々、かつちょっと乗り切れないユーモアの日々。

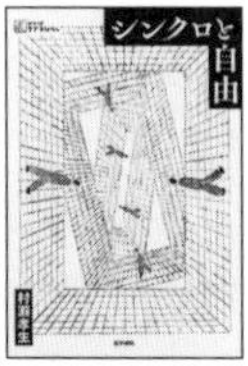

シンクロと自由●村瀬孝生●2000円●介護現場から「自由」を更新する――「こんな老人ホームなら入りたい！」と熱い反響を呼んだNHK番組「よりあいの森 老いに沿う」。その施設長が綴る、自由と不自由の織りなす不思議な物語。しなやかなエピソードに浸っているだけなのに、気づくと温かい涙が流れている。万策尽きて途方に暮れているのに、希望が勝手にやってくる。

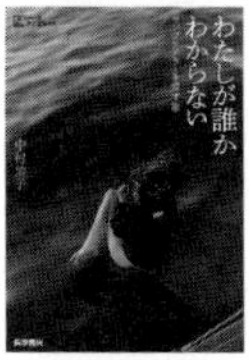

わたしが誰かわからない:ヤングケアラーを探す旅●中村佑子●2000円●ケア的主体をめぐる冒険的セルフドキュメント！――ヤングケアラーとは、世界をどのように感受している人なのか。取材はいつの間にか、自らの記憶をたぐり寄せる旅に変わっていた。「あらかじめ固まることを禁じられ、自他の境界を横断してしまう人」として、著者はふたたび祈るように書きはじめた。

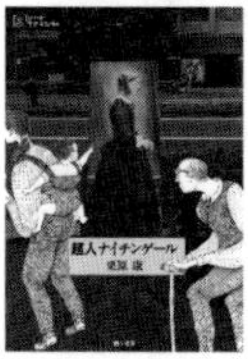

超人ナイチンゲール●栗原 康●2000円●誰も知らなかったナイチンゲールに、あなたは出会うだろう――鬼才文人アナキストが、かつてないナイチンゲール伝を語り出した。それは聖女でもなく合理主義者でもなく、「近代的個人」の設定をやすやすと超える人だった。「永遠の今」を生きる人だった。救うものが救われて、救われたものが救っていく。そう、看護は魂にふれる革命なのだ。

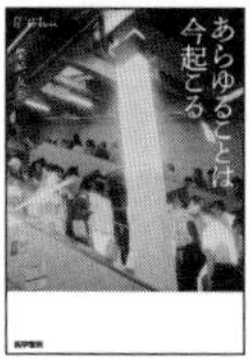

あらゆることは今起こる●柴崎友香●2000円●私の体の中には複数の時間が流れている――ADHDと診断された小説家は、薬を飲むと「36年ぶりに目が覚めた」。自分の内側でいったい何が起こっているのか。「ある場所の過去と今。誰かの記憶と経験。出来事をめぐる複数からの視点。それは私の小説そのもの」と語る著者の日常生活やいかに。SFじゃない並行世界報告！

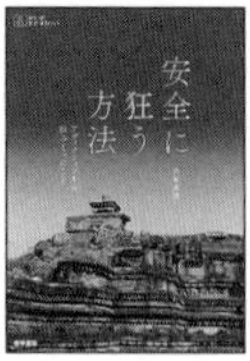

安全に狂う方法●赤坂真理●2000円●「人を殺すか自殺するしかないと思った」――そんな私に、女性セラピストはこう言った。「あなたには、安全に狂う必要が、あります」。そう、自分を殺しそうになってまで救いたい自分がいたのだ！ そんな自分をレスキューする方法があったのだ、アディクションという《固着》から抜け出す方法が！ 愛と思考とアディクションをめぐる感動の旅路。